肺癌PD-L1
病理诊断图集

主　编　武春燕
副主编　李　媛　张莉萍　陈晓炎

Pathologic
Diagnosis

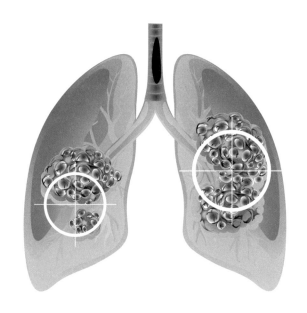

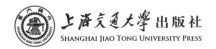
上海交通大學出版社
SHANGHAI JIAO TONG UNIVERSITY PRESS

内容提要

免疫治疗，尤其是程序性死亡蛋白1/程序性死亡配体1（PD-1/PD-L1）免疫检查点抑制剂重塑了肿瘤治疗模式，在非小细胞肺癌（NSCLC）治疗中获得了显著的临床获益。如何筛选PD-1/PD-L1抑制剂潜在获益人群成为免疫治疗时代面临的新挑战。本书介绍了PD-L1判读的规则，涵盖标本处理对判读的影响、检测技术流程对判读的影响、不同病理亚型PD-L1判读和疑难病例PD-L1判读等内容。全书图文并茂，有助于提高病理科工作者的诊断水平。本书可供临床医生、生物医学从业人员以及医学生参考阅读。

图书在版编目（CIP）数据

肺癌PD-L1病理诊断图集/武春燕主编.—上海：
上海交通大学出版社，2022.11
　　ISBN 978-7-313-27324-6

　　Ⅰ.①肺…　Ⅱ.①武…　Ⅲ.①肺癌—病理学—诊断—图集　Ⅳ.①R734.204-64

中国版本图书馆CIP数据核字（2022）第155659号

肺癌PD-L1病理诊断图集
FEIAI PD-L1 BINGLI ZHENDUAN TUJI

主　　编：武春燕				
出版发行：上海交通大学出版社		地　　址：上海市番禺路951号	
邮政编码：200030		电　　话：021-64071208	
印　　制：上海锦佳印刷有限公司		经　　销：全国新华书店	
开　　本：710mm×1000mm　1/16		印　　张：12.75	
字　　数：198千字			
版　　次：2022年11月第1版		印　　次：2022年11月第1次印刷	
书　　号：ISBN 978-7-313-27324-6			
定　　价：178.00元			

版权所有　侵权必究
告读者：如发现本书有印装质量问题请与印刷厂质量科联系
联系电话：021-56401314

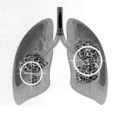

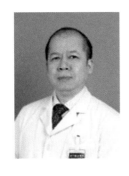

梁智勇　中国医学科学院北京协和医院
● 病理科主任　● 主任医师　● 博士生导师

　　长期从事病理学教学、科研及诊断工作。近年来致力于推广分子病理及数字病理的发展应用；先后主持多项国家自然科学基金、科技部重大专项、北京市科委重大专项等课题，以第一作者或通讯作者发表论文150余篇；主编及参编专著、国家级规划教材等6部；主持制订十余个相关共识和指南。

学术任职

中华医学会病理学分会主任委员

中国医师学会病理科医师分会副会长

国家病理质控中心（PQCC）主任

中国合格评定国家认可委员会（CNAS）医学专业委员会副主任

世界卫生组织（WHO）肿瘤分类编委会常委

《中华病理学杂志》和《诊断病理学杂志》杂志总编

Endocrine Pathology 和 *Chinese Medical Journal* 杂志编委

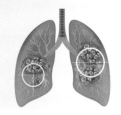

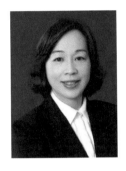

主 编

武春燕　同济大学附属上海市肺科医院
- 病理科主任　● 主任医师　● 硕士生导师

从事临床病理诊断工作30余年，在肺癌及肺部非肿瘤性病变等疾病的诊断上积累了丰富的临床经验。主持国家级及省部级课题多项。以通讯作者和第一作者发表论文40余篇，参编著作多部。参与制订《中国非小细胞肺癌患者表皮生长因子受体基因突变检测专家共识》《中国结核病病理学诊断专家共识》《非小细胞肺癌新辅助治疗疗效病理评估专家共识》等多项专家指南和共识。作为主要完成人与临床合作荣获国家教育部科学技术进步奖二等奖、上海市抗癌科技奖一等奖及上海医学科技奖二等奖等多项奖项。

研究方向

胸部疾病的临床病理学及分子病理学诊断

学术任职

中华医学会病理学分会胸部疾病学组委员

中华医学会病理学分会分子病理学组委员

中华医学会结核病学分会病理专业委员会主任委员

中国抗癌协会肿瘤病理专业委员会常委

中国研究型医院学会病理学委员会胸肺学组副组长

上海市临床病理质控中心细胞病理工作组专家

上海市临床病理质控胸部病理工作组专家

《中华病理学杂志》编委

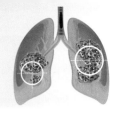

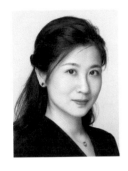

副主编

李 媛 **复旦大学附属肿瘤医院**
● 病理科副主任 ● 主任医师 ● 博士生导师

自2000年开始长期从事病理诊断和肺癌临床诊治的转化性研究，曾赴美国印第安娜大学医学院、*MSKCC*、*CCF*等进修学习。主持国家自然科学基金3项，作为第一作者或通讯作者发表论文40余篇，其中包括发表在*Cancer Research*、*Clinical Cancer Research*、*Journal of Clinical Oncology*、*Journal of Thoracic Oncology*等权威期刊。参与国内多个非小细胞肺癌及食管癌相关指南与共识的制订。2017年荣获上海市科技进步奖一等奖，2019年荣获中国抗癌协会科技进步奖一等奖，并获得第十三届病理医师年会"杰出青年病理医师"等称号。

学术任职

复旦大学胸部肿瘤研究所副所长

中国抗癌协会肿瘤病理专委会常委、青委会副主任委员

中国女医师协会病理专委会常委

中国研究型医院学会病理学专业委员会青委会副主任委员

中国研究型医院学会分子肿瘤与免疫治疗专业委员会常委

上海抗癌协会青年理事

上海市临床病理质控中心胸部病理工作组专家

中国临床肿瘤学会（CSCO）青年委员

中国合格评定国家认可委员会（CNAS）评审员

多本国内外杂志审稿人

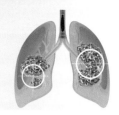

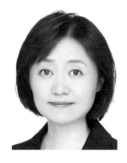

副主编

张莉萍　**同济大学附属上海市肺科医院**
- 病理科主任医师

从事胸部专科病理工作10余年，擅长胸部肿瘤和非肿瘤性病变的病理诊断，曾赴美国科罗拉多大学医学院做访问学者1年，以第一作者、共同第一作者及通讯作者发表SCI收录论文及核心期刊论文30多篇，参与和主持国家及上海市课题多项。

学术任职

上海市临床病理质控胸部病理工作组专家

上海市抗癌协会肺癌分子靶向与免疫治疗专业委员会委员

上海市医师协会病理医师分会第二届委员会胸部病理工作组成员

中国研究型医院学会病理学专业委员会胸肺科学组

长三角地区临床病理质控联合体胸部疾病病理专科质控工作组委员

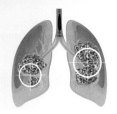

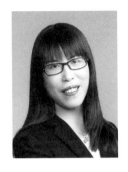

副主编

陈晓炎　**上海交通大学医学院附属瑞金医院**
　　　　上海交通大学医学院附属瑞金医院海南医院
　　　　（博鳌研究型医院）

● 病理科胸部病理亚专科负责人　● 主治医师

从事病理专业10余年，负责外科病理诊断工作，主攻呼吸系统、纵隔、食管以及胸膜、腹膜肿瘤和非肿瘤性疾病的病理诊断。以第一作者、共同第一作者及通讯作者发表SCI收录论文及核心期刊论文10余篇。参与科研项目多项，其中国家自然科学基金青年项目2项。参与申请专利4项。2020年在云南省大理白族自治州担任援滇工作半年。

学术任职

上海市医师协会病理科医师分会成员

中国医药教育协会肺部肿瘤专委会病理学组成员

上海市抗癌协会胸部肿瘤专业委员会成员

编委会名单

主　审

张　杰　上海交通大学医学院附属胸科医院

名誉主编

梁智勇　中国医学科学院北京协和医院

主　编

武春燕　同济大学附属上海市肺科医院

副主编

李　媛　复旦大学附属肿瘤医院

张莉萍　同济大学附属上海市肺科医院

陈晓炎　上海交通大学医学院附属瑞金医院

　　　　上海交通大学医学院附属瑞金医院海南医院（博鳌研究型医院）

编　委
（以姓氏笔画为序）

王怡晨	复旦大学附属肿瘤医院	金　燕	复旦大学附属肿瘤医院
王　悦	复旦大学附属肿瘤医院	郑　强	复旦大学附属肿瘤医院
许海敏	上海交通大学医学院附属瑞金医院	侯立坤	同济大学附属上海市肺科医院
刘慧芳	同济大学附属上海市肺科医院	黄子凌	复旦大学附属肿瘤医院
		黄　焰	同济大学附属上海市肺科医院
李少玲	同济大学附属上海市肺科医院	董正伟	同济大学附属上海市肺科医院
沈旭霞	复旦大学附属肿瘤医院		
张　伟	同济大学附属上海市肺科医院	谢惠康	同济大学附属上海市肺科医院

序

▼

近年来，肿瘤免疫治疗在多个肿瘤治疗中取得了令人瞩目的成果，特别是在肺癌、胃癌、食管癌、头颈部肿瘤和膀胱癌等恶性肿瘤治疗中使用日益广泛。肿瘤免疫治疗可以改善肿瘤患者的预后，显著延长患者的生存期。而肿瘤免疫治疗相关生物标志物的检测承担着指导临床药物使用的重要角色。通过分子标志物检测，寻找到适合的患者，是实现肿瘤"精准"免疫治疗的关键。因此，肿瘤免疫治疗生物标志物的探索也成了肿瘤免疫治疗的热点。

国内外研究证实，经免疫组织化学检测非小细胞肺癌（NSCLC）肿瘤细胞（或）免疫细胞程序性死亡配体1（PD-L1）高表达的患者，对PD-L1抑制剂的免疫治疗获益更大、疗效更显著。因此，PD-L1表达水平的检测结果，对临床医师制订治疗方案、预估疗效具有重要意义。目前，通过免疫组织化学检测肿瘤细胞和（或）免疫细胞PD-L1的表达水平已成为判断NSCLC患者能否从免疫检查点抑制剂治疗中得到更多获益的主要评估手段。当然，PD-L1免疫组织化学检测在临床应用中也存在一些问题。但我认为对PD-L1免疫组织化学染色阳性值的判定，是临床病理科医师面临的最为常见的问题。当然还包括一些其他问题，如不同单抗和免疫组织化学染色平台的使用、待评估的细胞类型、肿瘤的异质性和组织标本采集的时间等。

上海同济大学附属上海市肺科医院在肺癌治疗方面有着悠久的历史，

并且有着丰富的病例资源。针对上述临床问题，以病理科主任武春燕教授为首并汇集了上海地区的诸多中青年专家精心编著了本书。本书编写脉络清楚，内容翔实，包括 PD-L1 检测在免疫治疗中的意义，组织样本和检测技术流程对 PD-L1 的影响，以及肺癌中 PD-L1 判读的要点和难点等问题。作者花费了大量的心血，通过精心挑选，为本书提供了百余幅清晰的高分辨显微摄影图片。书中的图片源自作者丰富的临床经验和体会，图文的解说深入浅出，为读者提供了全方位、立体的解读。本书可作为 PD-L1 检测与判读的诊断工具书和参考书，可供病理科医师在诊断工作中查阅或参考。在此，祝贺《肺癌 PD-L1 病理诊断图集》的正式出版！我相信该书的出版，可为国内广大病理科医师提高 PD-L1 免疫组织化学检测判读水平提供有力的支撑，并对 PD-L1 规范化检测起到积极的推动作用。

谨此为序。

上海交通大学医学院附属胸科医院

病理科名誉主任，主任医师

2022 年 1 月

前　言

▼

近年来，免疫疗法已逐渐成为多种肿瘤的重要治疗策略之一。其中免疫检查点程序性死亡蛋白-1（PD-1）及程序性死亡配体1（PD-L1）备受关注，重塑了肿瘤治疗模式。PD-1/PD-L1免疫检查点抑制剂开启了晚期肺癌免疫治疗的全新时代。病理学家通过免疫组织化学检测肺癌组织的PD-L1表达水平，为预测晚期肺癌患者PD-1/PD-L1免疫抑制剂治疗的预后提供了准确、可靠的依据。PD-L1蛋白表达是目前最常用的免疫疗效预测生物标志物。PD-1/PD-L1抑制剂用于非小细胞肺癌（NSCLC）的研究显示，肿瘤细胞中的PD-L1表达越高，则疗效越好。NSCLC中PD-L1蛋白表达水平与PD-1/PD-L1抑制剂疗效呈正相关，是重要的预测标志物之一。

尽管PD-1/PD-L1抑制剂疗效显著，但并非所有肺癌患者能从中获益。如何应用免疫生物标志物、选择合适的治疗人群以及预测免疫治疗的疗效成为免疫治疗面临的主要挑战。近年来，用于免疫治疗适宜人群的筛选方法和疗效预测的生物标志物越来越多，但PD-L1仍是目前应用最为广泛的指标。随着PD-1/PD-L1免疫检查点抑制剂获批，NSCLC患者肺癌组织PD-L1检测也随适应证的需要而相应获批。但各种药物分别对应不同的PD-L1试剂或检测平台，且各种药物的阈值也各不相同。筛选出PD-1/PD-L1抑制剂潜在获益人群是免疫治疗时代面临的新挑战。PD-L1的准确诊断对患者的免疫治疗具有非常重要的作用。PD-L1检测步骤、结果判读和质量控制等各个环节是实现 PD-L1 检测规范化和标准化的前提，对提高检测的准确性和降低实验室之间的室间差异具有重要的意义。

病理学检查在个体化免疫治疗的选择和预后中起着至关重要的作用。病理科医师需要了解肺癌免疫治疗的新进展，特别重要的是需要加强与临床医师的沟通和交流，充分发挥病理学检查在肺癌个体化免疫治疗中的作用。

编 者

2022 年 1 月

目　录

1 绪 论

非小细胞肺癌（non-small cell lung cancer, NSCLC）的精准诊疗是目前个体化治疗中最成熟的领域之一，而伴随诊断则是精准治疗发展的基础。随着精准治疗的发展，伴随诊断的理念越发具有临床意义。在临床工作中，对伴随诊断法的质控要求极其严格。免疫组织化学伴随诊断法的规范化实施依赖于检测流程和技术人员操作的标准化及病理科医师对染色靶标判读的准确性。随着肺癌免疫治疗时代的到来，对相关免疫检查点伴随诊断的需求也日渐增长。例如，在晚期或转移性NSCLC患者的帕博丽珠单抗治疗中，把程序性死亡配体-1（programmed death ligamd-1, PD-L1）免疫组织化学蛋白表达水平作为伴随诊断，并指导临床用药，避免过度医疗和医疗资源的浪费，以期给更多的NSCLC患者带来治疗选择和生存获益。

1.1 PD-L1对临床一线用药和改善非小细胞肺癌患者预后的指导作用

多项临床研究[1-3]显示，PD-L1可以指导临床一线用药和改善肺癌患者的预后生存，尤其是基因野生型NSCLC患者。因此，对晚期NSCLC患者在初诊时均应行PD-L1检测。其他NSCLC患者则建议在兼顾检测成本、临床送检需求与实际操作的前提下，尽量为所有可能具有免疫治疗机会的NSCLC患者进行PD-L1免疫组织化学检测。此外，PD-L1的表达状态直接影响临床免疫治疗决策患者的筛选，并可以为临床提供有用的疗效预测信息。因此，规范PD-L1伴随诊断的检测及准确判读至关重要。检测标本的处理及PD-L1的检测步骤、结果判读和质量控制等各个环节的规范化是实现PD-L1伴随诊断规范化检测的前提。本书详细介绍了不同PD-L1克隆号的检测平台及判读原则，并进一步分析了不同PD-L1克隆号的检测效能。本书以美国食品药品监督管理局（Food and Drug Administration, FDA）、国家药品监督管理局（National Medical Products Administration, NMPA）批准的PD-L1免疫组织化学检测试剂盒22C3 pharmDx为例，展示不同的标本处理条件对PD-L1伴随诊断判读结果的影响，并通过对在染色流程中可能出现的问题进行深度的解析，以期规范染色操作流程，提高判读水平，指导临床筛选免疫治疗的有效获益人群，以保障患者的安全。

1.2 非小细胞肺癌PD-L1表达的相关因素

除了以上技术因素与PD-L1检测结果息息相关外，PD-L1的表达状态还与肿瘤病理学类型、组织学形态及基因状态等多种因素相关。根据中国6家三甲医院研究中心入组的6 295例NSCLC患者的大规模、多中心研究数据[4]显示，PD-L1表达在鳞状细胞癌与肉瘤样癌、大细胞癌等NSCLC较腺癌常见（见图1-1）；在非黏液型浸润性腺癌中，PD-L1的表达与其组织学亚型相关，即PD-L1在微乳头型和实体型腺癌等低分化成分中较腺泡型、乳头型腺癌等中分化成分中表达率高（见图1-2）。

该研究同时分析了活检与手术标本及转移灶与原发灶肿瘤PD-L1表达状态的差异性（见图1-3和图1-4），可为临床评估无法获取手术标本及原发肿瘤组织NSCLC患者的PD-L1状态提供参考。研究显示，活检组织的PD-L1阳性率高于手术标本，推测原因可能与肿瘤异质性及活检患者临床分期较晚相关。此外，转移灶肿瘤PD-L1表达较原发肿瘤组织高，

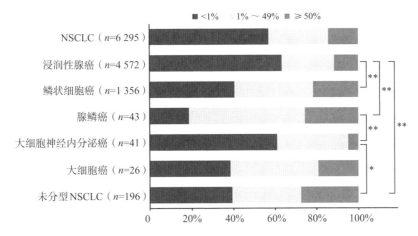

图1-1　PD-L1表达与NSCLC病理类型的相关性分析

注：$^*P < 0.05$，$^{**}P < 0.01$。

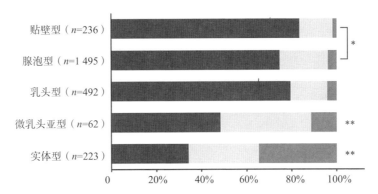

图1-2　PD-L1表达与浸润性腺癌组织学亚型的相关性分析

注：$^*P < 0.05$，$^{**}P < 0.01$

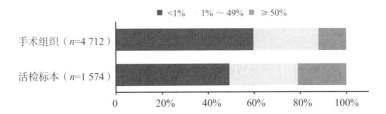

图1-3　PD-L1表达与NSCLC标本类型的相关性分析（$P < 0.001$）

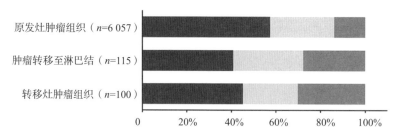

图1-4　PD-L1表达空间异质性的相关分析（$P < 0.001$）

两者的PD-L1存在差异性。但因转移灶可能反映了新的肿瘤特性，转移灶PD-L1的状态可以有效地预测转移病灶的免疫治疗情况。由此，转移灶PD-L1的检测结果可以为临床医师的决策提供参考。

此外，NSCLC的PD-L1表达与肺癌常见驱动基因的改变相关。研究显示，表皮生长因子受体（epidermal growth factor receptor, *EGFR*）野生型NSCLC、腺癌和鳞状细胞癌患者的PD-L1表达率均高于*EGFR*突变型，而间变性淋巴瘤激酶（amaplastic lymphoma kinase, *ALK*）突变的NSCLC和腺癌患者PD-L1阳性率均高于*ALK*野生型的患者。此外，*ROS1*基因的改变在NSCLC和腺癌患者中并无此差异（见图1-5）。

综上研究结果及PD-L1在临床治疗决策中的重要性，笔者认为PD-L1的准确判读是病理科医师面临的巨大挑战。本书通过展示NSCLC不同的病理类型和标本类型的经典病例及判读疑难病例的PD-L1表达水平，

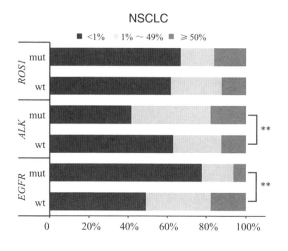

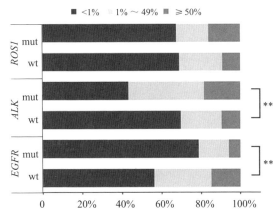

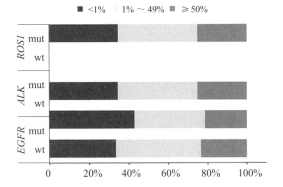

图1-5 PD-L1与NSCLC基因突变的相关性分析（$^{**}P < 0.01$）

深入浅出地全方位地为读者解读PD-L1的判读要点，供大家参考学习，以期提高病理学界同仁对PD-L1评估的一致性。

2

非小细胞肺癌 PD-L1 免疫组织化学检测平台及判读标准

进行非小细胞肺癌（NSCLC）PD-L1检测时，应选择最具代表性的肿瘤组织。肿瘤异质性是客观存在的，若临床需要了解肿瘤PD-L1表达的时间异质性或空间异质性的信息，可以对多个样本进行PD-L1检测。

2.1　非小细胞肺癌PD-L1免疫组织化学检测平台及适应证

目前，常用的PD-L1检测试剂包括应用安捷伦Dako检测平台的22C3、28-8克隆号和应用罗氏Ventana检测平台的SP142、SP263克隆号以及PD-L1 (E1L3N)试剂盒。不同克隆号的PD-L1获批的伴随诊断药物及适应证不同。常见获批的PD-L1克隆号具体适用药物及适应人群如表2-1所示。

2.2　非小细胞肺癌PD-L1的判读总原则

PD-L1的判读是通过人为半定量判读的，不同的PD-L1克隆号的判读标准略有差异。根据不同的PD-L1克隆号在NSCLC中的判读标准，除了SP142需要至少50个肿瘤细胞外，其他克隆号均需要不少于100个肿瘤细胞。总判读原则是病理科医生在显微镜下评估肿瘤区域染色情况、评估对象及染色部位并计算目标细胞染色比例。NSCLC的PD-L1判读标准根据PD-L1克隆号不同而略有不同。目前，主要采用肿瘤比例评分（tumor

表2-1 NMPA批准的PD-L1克隆号的适用检测平台及适应证

克隆号	批准时间	检测平台	伴随药物	适应证	判读阈值
PD-L1 IHC 22C3 pharmDx	2020-05-08	Dako Autostainer Link48	帕博利珠单抗（pembrolizumab）	TPS ≥ 1%的EGFR突变阴性和ALK阴性的局部晚期或转移性NSCLC的一线单药治疗	TPS分为0、1%～49%、≥ 50%
PD-L1 IHC 28-8 pharmDx	2019-12-09	Dako Autostainer Link48	纳武利尤单抗（OPDIVO®）	非鳞状NSCLC TC ≥ 1%	TC分为≥1%、≥ 5%、≥ 10%
22C3抗体试剂	2019-08-26	Dako Autostainer Link48	帕博利珠单抗（pembrolizumab）	TPS ≥ 1%的NSCLC	TPS分为0、1%～49%、≥ 50%
VENTANA PD-L1 (SP263)	2020-05-08	Ventana BenchMark ULTRA	替雷利珠单抗注射液（百泽安®）	/	/
VENTANA PD-L1 (SP142)	2021-06-24	Ventana BenchMark ULTRA	阿替利珠单抗（TECENTRIQ®）	任何染色强度的TC ≥ 50%或任何染色强度的IC ≤ 10%的NSCLC	TC：0 ≤ 0级 <1%，1% ≤ 1级 <5%，5% ≤ 2级 <50%，3级 ≥ 50%；IC：0 ≤ 0级 <1%，1% ≤ 1级 <5%，5% ≤ 2级 <10%，3级 ≥ 10%

注：PD-L1 IHC 22C3 pharmDx为PD-L1（22C3）免疫组织化学检测试剂盒；PD-L1 IHC 28-8 pharmDx为PD-L1（28-8）免疫组织化学检测试剂盒；TC为肿瘤细胞；IC为免疫细胞

proportion score, TPS）、肿瘤细胞（tumor cell, TC）阳性评分和免疫细胞（immune cell, IC）阳性评分法。TPS是指任何强度部分或完全膜染色的肿瘤细胞占标本中所有肿瘤细胞的百分比，采用百分数来表示。TC是指任何强度高于背景染色的PD-L1膜染色的肿瘤细胞在所有肿瘤细胞中占的百分比，采用百分数来表示。IC包括淋巴细胞、巨噬细胞、树突状细胞、粒细胞和浆细胞等，需除外坏死区域的肿瘤细胞任何强度可识别PD-L1染色占肿瘤区域的百分比。以临床工作中常见的PD-L1克隆号22C3检测结果判读为例，若PD-L1在肿瘤区域内呈均质性表达时，TPS评分按照"TPS（%）=（PD-L1阳性肿瘤细胞数/肿瘤细胞总数）×100%"进行计算，如图2-1所示。

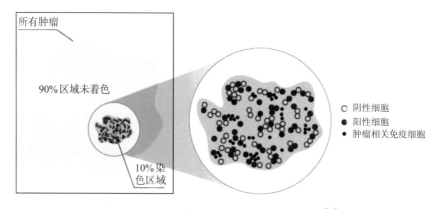

图2-1　PD-L1在肿瘤区域内呈均质性表达[5]

注：低倍镜下PD-L1染色区域占肿瘤区域的10%。高倍镜下，在该10%染色区域中，50%的肿瘤细胞为PD-L1染色阳性的肿瘤细胞，计算该病例的PD-L1 TPS评分为TPS=10%×50%，该病例的PD-L1检测结果最终判读为5%

　　若PD-L1在肿瘤区域内呈异质性表达时，分别计算在不同区域内PD-L1的TPS评分，最终结果取其平均值，如图2-2所示。

2.3　不同PD-L1克隆号非小细胞肺癌检测结果的判读标准

2.3.1　PD-L1 22C3

　　22C3克隆号是国内首个获批的PD-1/PD-L1免疫检测点的伴随诊断试剂。其检测方法固定，检测程序由厂家单独安装，整个检测流程简单

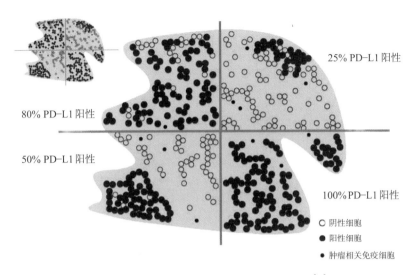

25% PD-L1 阳性

80% PD-L1 阳性

50% PD-L1 阳性

100% PD-L1 阳性

○ 阴性细胞
● 阳性细胞
● 肿瘤相关免疫细胞

图2-2　PD-L1在肿瘤区域内呈异质性表达[5]

注：在低倍镜下，按照肿瘤细胞数量相对均等的原则将肿瘤大致分为4个区域，分别计算4个区域 PD-L1的TPS值后取平均值即为PD-L1最终结果。4个区域的TPS评分分别为80%、50%、25%和100%，整个肿瘤PD-L1 TPS评分最终为（80%+25%+50%+100%）/4=63.75%。因此，该病例TPS > 50%

高效，只需要熟练操作Dako Autostainer Link 48设备就可胜任检测工作；其自带有批间阴性和阳性对照片，检测结果可重复性高，定位在细胞膜上。PD-L1表达结果以TPS（任何强度部分或完全膜染色的肿瘤细胞占标本中所有肿瘤细胞的百分比）计算；若TPS<1%，诊断为阴性表达；TPS 1% ～ 49%为低表达，TPS ≥ 50%为高表达。图2-3所示为NSCLC PD-L1 (22C3)免疫组织化学染色图，TPS为0；图2-4所示为NSCLC

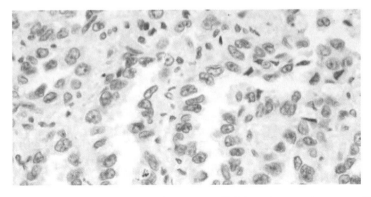

图2-3　NSCLC PD-L1 (22C3)免疫组织化学染色图（×100），TPS=0[5]

PD-L1 (22C3)免疫组织化学染色图，TPS 1% ～ 49%；图2-5所示为
NSCLC PD-L1 (22C3)免疫组织化学染色图，TPS ≥ 50%。

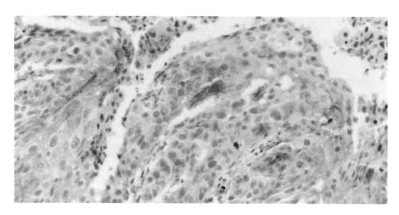

图2-4　NSCLC PD-L1 (22C3)免疫组织化学染色图（×100），TPS为1% ～ 49%[5]

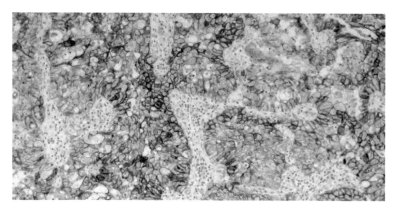

图2-5　NSCLC PD-L1 (22C3)免疫组织化学染色图（×100），TPS ≥ 50%[5]

2.3.2　PD-L1 28-8

28-8克隆号检测平台及判读标准均与22C3相同，但关注的表达数
值区间不同。该抗体PD-L1采用TC值计算，阈值分别为1% ≤ TC评分
<5%、5% ≤ TC评分 <10%、TC评分 ≥ 10%。图2-6所示为NSCLC PD-L1
(28-8)免疫组织化学染色图，TC评分为0；图2-7所示为NSCLC PD-L1
(28-8)免疫组织化学染色图，1% ≤ TC评分 < 5%；图2-8所示为NSCLC

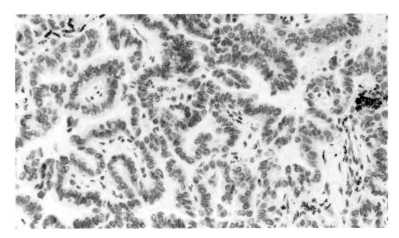

图2-6　NSCLC PD-L1 (28-8) 免疫组织化学染色图（×200），TC评分为0[6]

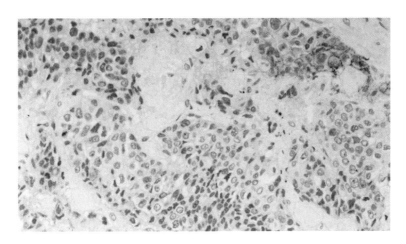

图2-7　NSCLC PD-L1 (28-8) 免疫组织化学染色图（×200），1%≤TC评分<5%[6]

PD-L1 (28-8) 免疫组织化学染色图，5%≤TC评分<10%；图2-9所示为 NSCLC PD-L1 (28-8) 免疫组织化学染色图，TC评分≥10%。

2.3.3　PD-L1 SP263

SP263克隆号检测平台及结果判读与22C3和28-8标准大致相同，判读结果以TC计算，不同的是若SP263仅有肿瘤细胞基底膜染色不能算作阳性，需基底膜及侧膜同时染色时才可判为阳性，根据肿瘤细胞PD-L1

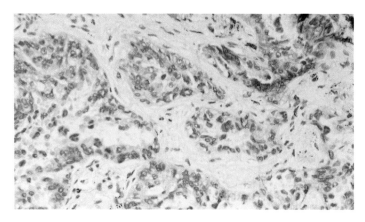

图2-8 NSCLC PD-L1 (28-8)免疫组织化学染色图（×200），5%≤TC评分<10%[6]

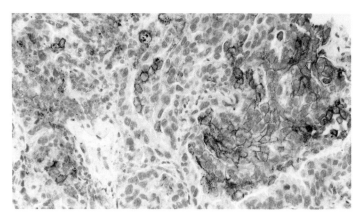

图2-9 NSCLC PD-L1 (28-8)免疫组织化学染色图（×200），TC评分≥10%[6]

的表达分别为1%≤TC评分<5%、5%≤TC评分<10%、10%≤TC评分<50%、TC评分≥50%。图2-10和图2-11所示为肺浸润性腺癌HE染色图和PD-L1 (SP263)免疫组织化学染色图，图2-11显示肿瘤细胞基底膜及侧面均染色，应纳入PD-L1评估，TC评分≥50%。图2-12和图2-13所示为肺浸润性腺癌HE染色图和PD-L1 (SP263)免疫组织化学染色图，部分肿瘤基底膜及侧面均染色的肿瘤细胞（如黑色箭头所示），应纳入PD-L1百分比评估中，而染色的免疫细胞应排除PD-L1评估；部分肿瘤细胞仅基底膜染色，侧面未染色（如红色箭头所示），不应纳入阳性肿瘤细胞。不同TC评分的NSCLC PD-L1 (SP263)免疫组织化学染色结果如图2-14至图2-17所示。

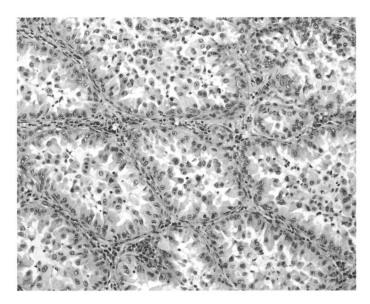

图2-10　肺浸润性腺癌HE染色图（×400）[7]

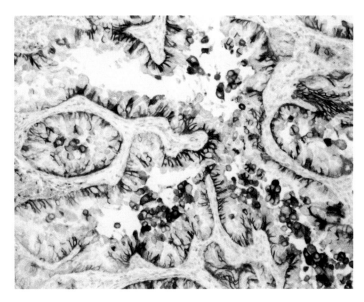

图2-11　肺浸润性腺癌PD-L1 (SP263)免疫组织化学染色图（×400），TC评分＞50%[7]

注：肿瘤细胞基底膜及侧面均染色，均纳入PD-L1评估

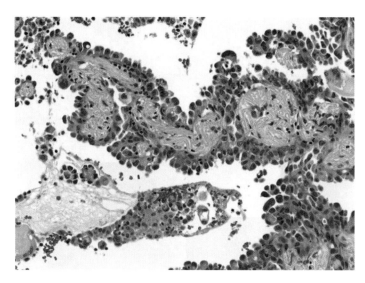

图2-12 肺浸润性腺癌HE染色图（×400）[7]

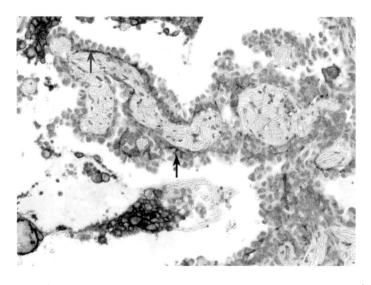

图2-13 肺浸润性腺癌PD-L1 (SP263) 免疫组织化学染色图（×400）[7]

注：部分肿瘤基底膜及侧面均染色的肿瘤细胞（如黑色箭头所示），应纳入PD-L1百分比评估中；部分肿瘤细胞仅基底膜染色，侧面未染色（如红色箭头所示），不应纳入阳性肿瘤细胞；染色的免疫细胞应排除PD-L1评估

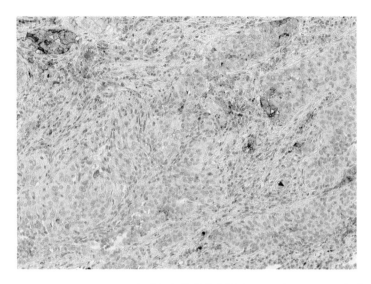

图2-14　NSCLC PD–L1 (SP263) 免疫组织化学染色图（×200），1%≤TC评分<5%[7]

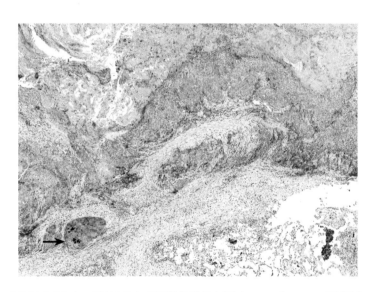

图2-15　NSCLC PD–L1 (SP263) 免疫组织化学染色图（×200），5%≤TC评分<10%[7]

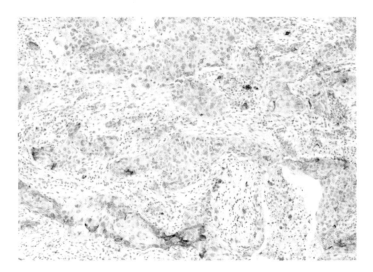

图2-16 NSCLC PD-L1 (SP263)免疫组织化学染色图（×200），10%≤TC评分<50%[7]

图2-17 NSCLC PD-L1 (SP263)免疫组织化学染色图（×400），TC评分≥50%[7]

2.3.4 PD-L1 SP142

SP142克隆号的操作平台为罗氏诊断Ventana BenchMark Ultra。试剂盒配套完善，只需要灌注好大容量缓冲液及试剂，操作简单，做好质控结果同样稳定可靠，判读结果以TC和IC计算。具体评分时，TC、IC各采用4等级评分。其中TC膜染色4等级：0≤0级<1%、1%≤1级<5%、5%≤2级<50%、3级≥50%；IC染色也同样分为4等级：0≤0级<1%、1%≤1级<5%、5%≤2级<10%、3级≥10%。评分采用逐级评分步骤，先评估TC染色，若TC评分≥50%，则不必再评估IC；若TC评分<50%，则需要进一步评估IC染色。建议检测时TC和IC各自给出评分和（或）级别。TC评分0～3级的NSCLC PD-L1 (SP142)免疫组织化学染色结果分别如图2-18至图2-21所示。

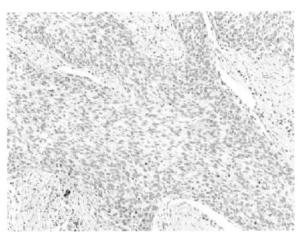

图2-18　NSCLC PD-L1 (SP142)免疫组织化学染色图（×100），TC评分0级[8]

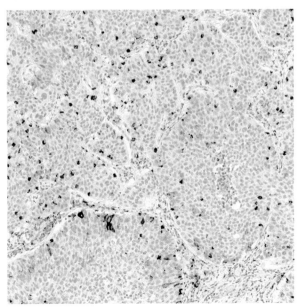

图2-19　NSCLC PD-L1 (SP142)免疫组织化学染色图（×100），TC评分1级[8]

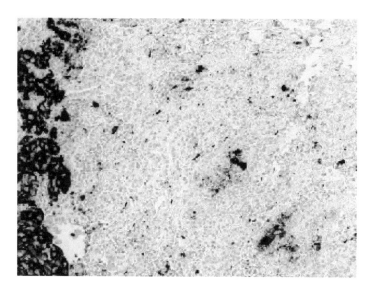

图2-20　NSCLC PD-L1 (SP142)免疫组织化学染色图（×100），TC评分2级[8]

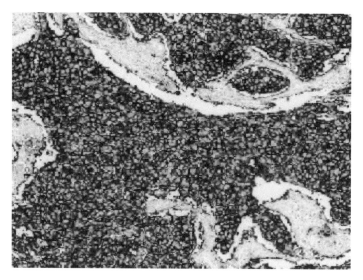

图2-21　NSCLC PD-L1 (SP142)免疫组织化学染色图（×100），TC评分3级[8]

　　IC评分0～3级的NSCLC PD-L1 (SP142)免疫组织化学染色结果分别如图2-22至图2-25所示。

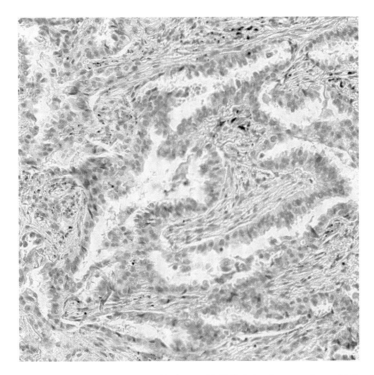

图2-22　NSCLC PD-L1 (SP142)免疫组织化学染色图（×100），IC评分0级[8]

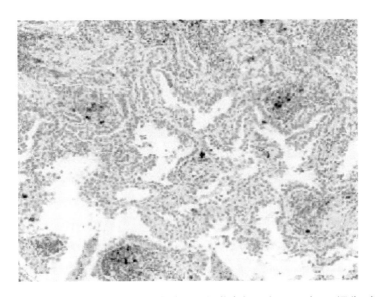

图2-23　NSCLC PD-L1 (SP142)免疫组织化学染色图（×100），IC评分1级[8]

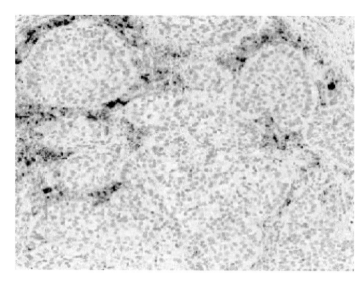

图2-24 NSCLC PD-L1 (SP142)免疫组织化学染色图（×100），IC评分2级[8]

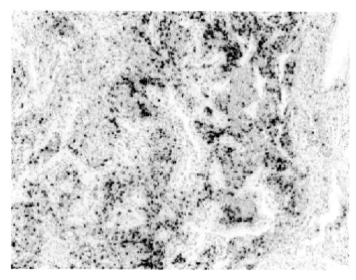

图2-25 NSCLC PD-L1 (SP142)免疫组织化学染色图（×100），IC评分3级[8]

2.3.5 PD-L1 E1L3N

E1L3N 克隆号为美国Cell Signaling Technology公司的产品。说明书推荐使用徕卡公司Bond-Max全自动免疫组织化学机（1∶400比稀释），但各实验室也可有自己的选择。其判读标准及阈值区间均同22C3，即肿瘤细胞未见明确膜染色或膜染色肿瘤细胞＜1%的病例判读为PD-L1阴性；全片1%～49%的肿瘤细胞膜呈现不同程度的着色或完全着色，同时细胞核无着色的病例判读为PD-L1弱阳性（低表达）；全片≥50%的肿瘤细胞膜呈现不同程度的着色或完全着色，同时细胞核无着色的病例判读为PD-L1阳性（高表达）。基于PD-L1 (E1L3N)在实际工作中的应用，我们评价了E1L3N和22C3的一致性。既往发表的相关研究[9]显示，在活检或手术标本中，E1L3N与22C3具有较高的一致性。不同TPS评分的NSCLC PD-L1 (E1L3N)免疫组织化学染色结果分别如图2-26至图2-28所示。

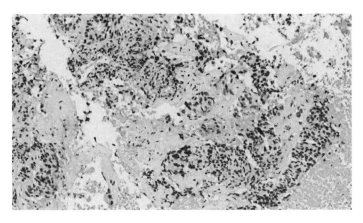

图2-26 NSCLC PD-L1 (E1L3N) 免疫组织化学染色图（×100），TPS评分0（阴性）

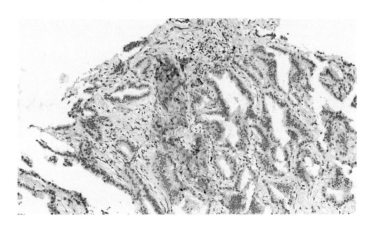

图2-27 NSCLC PD-L1 (E1L3N)免疫组织化学染色图（×100），TPS评分1%～49%（低表达）

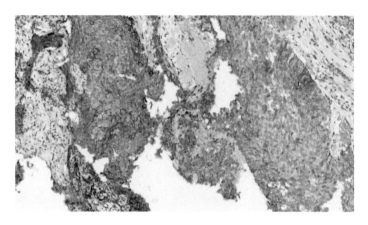

图2-28　NSCLC PD-L1 (E1L3N) 免疫组织化学染色图（×100），TPS评分≥50%（高表达）

2.4　不同PD-L1克隆号免疫组织化学检测非小细胞肺癌PD-L1表达结果的一致性分析

在目前的临床研究中，NSCLC常用的PD-L1免疫组织化学抗体克隆主要有5种，即22C3、28-8、SP263、SP142和E1L3N。在临床实践中，免疫治疗采用"一病一药一诊断分析平台"原则。依据该原则，PD-L1检测方法和平台不能通用。Lantuejoul等[10]分析了已发表的临床试验的PD-L1检测方法，抗体克隆和检测平台的差异及各种药物所采用的不同判读标准，给临床PD-L1检测造成了困扰。一个标本进行多个抗体检测往往会受到经济条件和标本的限制。由于缺乏相关循证医学的证据，一种抗体检测结果不能对应所有的免疫治疗药物。因此，国内外各研究中心都在积极探索，以期找到不同的克隆号及其检测平台的内在关联性。

蓝印计划（Blueprint PD-L1 IHC Assay Comparison Project）是由美国癌症研究协会（American Association of Cancer Research, AACR）与国际肺癌研究协会（International Association for Study of Lung Cancer, IASLC）共同发起的不同PD-L1免疫组织化学抗体检测NSCLC中肿瘤细胞PD-L1表达是否具有较高一致性的研究。该研究共分为两期。蓝印计划Ⅰ期（Blueprint phase1，BP1）研究中对PD-L1免疫组织化学抗体4个克隆号（28-8、22C3、SP263和SP142）在39例肺癌手术切除标本之间的

染色一致性进行了评价。结果显示，PD-L1 免疫组织化学抗体 3 个克隆号
（28-8、22C3 和 SP263）中肿瘤细胞 PD-L1 染色具有较好的一致性，可比
性较高[11]。但由于 BP1 研究纳入的均为手术切除标本，且仅有 3 名病理
科医师参与判读，与真实的标本类型和判读情况具有一定的差异，导致
该研究存在一定的局限性。因此，蓝印计划 II 期 A 部分（BP2A）[12] 共
纳入 81 例肺癌标本。标本类型包括手术切除标本、穿刺标本和细胞学标
本，并由 24 位经验丰富的病理科医师进行评估。在更大队列的临床实践
标本中验证 BP1 的研究结果显示，PD-L1 免疫组织化学抗体 3 个克隆号
（SP263、22C3 和 28-8）具有较好的一致性。此外，BP2A 中分别采用了
玻片和数字图像进行肿瘤细胞 PD-L1 染色评估，评估显示具有较好的一
致性；各病理科医师间对肿瘤细胞 PD-L1 染色评估同样具有高度的一致
性，但细胞学标本判读还有待进一步证实。第 19 届世界肺癌大会（World
Conference on Lung Cancer, WCLC）公布了蓝印计划 II 期 B 部分 (BP2B) 的
免疫组织化学对比研究情况。BP2B 共纳入 31 例肺癌标本。这些标本均包
含组织蜡块、空芯针或钳夹活检以及细针穿刺细胞块 3 种配对标本，同样
由 BP2A 中的 24 位病理科医师进行数字图片染色结果评估，结果显示同一
肿瘤的 3 种标本类型染色的一致性较好。

　　基于国内较多单位无法具备临床试验验证 Dako Link 48 和 Ventana 检
测平台，为了满足临床需求，各实验室自建了一套检测操作流程，即临
床实验室自建项目（laboratory developed test, LDT）。PD-L1 (E1L3N) 即
实验室自建的试剂盒。我们既往的研究[9] 分析了 22C3 和 E1L3N 克隆在
NSLCL 活检标本中的一致性。该研究纳入 171 例 NSCLC 患者的肺活检标
本，由两位病理科医师分别进行评估。结果显示 22C3 和 E1L3N 具有较好
的一致性，且病理科医师对同一样本的不同 PD-L1 克隆号及不同的病理
科医师对同一 PD-L1 克隆号的 PD-L1 判读结果同样显示高度的一致性。

　　综上研究，目前在 NSCLC 广泛使用的 PD-L1 免疫组织化学抗体检测
试剂中，应用 22C3、28-8、SP263、SP142、E1L3N 克隆号在 NSCLC 中
进行 PD-L1 检测结果判读具有较高的一致性。因此，本书后续所有试验
及图片除了特殊标注外其余均采用 PD-L1 克隆号 22C3 为代表。

2.5 PD-L1免疫组织化学检测结果的标准化报告

PD-L1免疫组织化学检测报告应包括标本的一般信息、有关检测方法的相关信息、对照切片结果和患者标本结果及必要的备注。具体的报告细节可根据不同的检测方法而有所不同。一般信息包括患者ID、标本ID、送检及报告日期、肿瘤的组织学诊断、标本类型（活检、手术标本及细胞蜡块）、固定剂以及标本中是否有足够数量的肿瘤细胞。有关检测方法的信息应包括抗体克隆号、染色平台以及检测方法是商品化试剂盒，还是LDT。还建议在阳性和阴性对照中说明染色的充分性。在结果部分，PD-L1的表达应该根据每种检测方法的判读手册或指南进行报告。建议在报告的备注部分，包括结果判读依据及适当注释检测结果的临床意义等信息。当病理科医师认为有必要进行更多检测以确定PD-L1状态时，可检测多个样本，并分别报告检测结果。PD-L1检测结果报告可以使用结构化（概要）格式（见图2-29）。

检测报告（除患者基本信息外）

标本信息

采集部位：_____　标本类型：_____　蜡块存放时间：_____　脱钙情况：_____

其他：_____

PD-L1检测信息

使用商业试剂盒：**是**：□　**否**：□

抗体克隆克：_____　检测平台：_____

质控样本：**合格**：□　**不合格**：□

肿瘤细胞数量充足　　≥100个□　　≥50个□

备注：_____

PD-L1检测结果

肿瘤细胞PD-L1表达水平：_____% （TPS/TC）

免疫细胞PD-L1表达水平：_____% （IC）

备注：_____

备注：本检测结果仅为临床提供参考，请结合临床情况与试剂要求用药。

图 2-29　PD-L1检测结果标准化报告[13]

3 非小细胞肺癌 PD-L1 检测结果的影响因素

非小细胞肺癌（NSCLC）PD-L1 的表达状态不仅与标本预处理相关，还与肿瘤本身在空间及时间上的异质性相关，包括瘤体内部的不同位点之间、肿瘤原发灶与转移灶之间、肿瘤治疗前后不同的瘤灶之间及不同的样本类型之间等的异质性。此外，PD-L1 的表达状态还与蜡块储存时间的长短相关。本章主要展示 NSCLC 标本不同的预处理条件、NSCLC 异质性以及蜡块储存时间对 PD-L1 免疫组织化学检测结果的影响。

3.1 标本预处理对 PD-L1 免疫组织化学检测结果的影响

PD-L1 免疫组织化学染色前标本预处理的规范化直接影响 PD-L1 免疫组织化学检测结果的准确性。PD-L1 检测前标本预处理原则应遵循病理规范化诊断总则的要求。标本预处理的 3 个要素包括标本冷缺血时间（指标本离体到浸入固定液之间的时间间隔）、固定液的选择和标本的固定时间。下面将分别从这三个方面阐述 PD-L1 检测前标本预处理的规范化要求[13-14]。此外，结合实际工作中可能会遇到的一些特殊情况，我们还进行了相关的实验性研究。PD-L1 检测常规需设立阴性对照及阳性对照，对照组织可采用已知的 PD-L1 阴性、低表达和高表达的肿瘤组织、扁桃体组织以及正常的胎盘组织。由于扁桃体组织 PD-L1 染色具有很好的重复性，并且可呈现不同水平及不同强度的 PD-L1 染色，选择扁桃体组织作为对照优于胎盘组织。因此，在我们的实验性研究中采用扁桃体组织作为实验对象，同时还观察了不同的预处理条件对扁桃体组织与NSCLC肿瘤组织PD-L1染色结果的影响。

3.1.1 标本冷缺血时间

规范化要求：标本离体后必须对标本进行及时处理。活检小标本取出后应立即固定。肺楔形切除、肺段切除及肺叶切除等手术标本离体后需在30 min内固定，冷缺血时间应小于30 min。

3.1.2 固定液选择

（1）固定液类型：建议选择10%中性福尔马林缓冲液。

（2）固定液用量：应保证固定液的用量充足。根据标本的大小，选择固定液与组织的体积比例为5∶1～10∶1，并保证标本完全浸没在固定液中。手术标本需要将肿块切开后固定。

由于经济水平及地域差异等因素，在实际工作中有些医院可能还存在缺少固定标本用的标准商品化10%中性福尔马林缓冲液，而使用自行配制的固定液。因此，我们进行了相应的实验，观察到不同类型固定液对扁桃体和NSCLC肿瘤组织PD-L1检测结果有影响。

3.1.2.1 扁桃体组织

1）实验方法

标本材料：取术后离体的新鲜扁桃体组织一块，大小为20 mm×10 mm×5 mm，平均分成7份，立即分别用以下7种固定液固定：10%的中性福尔马林固定液、乙醇固定液、乙醇福尔马林（AF）固定液、pH值分别为5和6的酸性福尔马林固定液、pH值分别为8和9的碱性福尔马林固定液，均固定24 h，后续处理按照标准流程进行。

2）实验结果

使用10%的中性福尔马林固定液固定的扁桃体组织PD-L1 (22C3)免疫组织化学染色结果显示：网状隐窝上皮呈弥漫性细胞膜强染色，生发中心淋巴细胞和巨噬细胞呈中至弱表达，滤泡间细胞大多数阴性，表层鳞状上皮细胞阴性（见图3-1和图3-2）。与使用10%的中性福尔马林固定液固定的扁桃体组织相比，使用其他6种固定液（乙醇固定液、AF固定液、pH值分别为5和6的酸性福尔马林固定液、pH值分别为8和9的碱性福尔马林固定液）固定的扁桃体组织PD-L1 (22C3)免疫组织化学染色结果在染色范围、染色强度及染色模式方面均受到不同程度的影响，包括背景染色增强、隐窝上皮细胞呈胞质染色而非膜染色、滤泡间区淋巴细胞染色增强等。以下以AF固定液、pH值为6的酸性福尔马林固定液固定的扁桃体组织PD-L1 (22C3)免疫组织化学染色图为例（见图3-3至图3-6），展示非10%的中性福尔马林固定液对PD-L1免疫组织化学染色结果的影响。

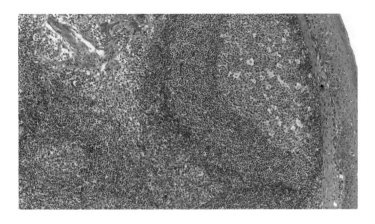

图3-1　用10%中性福尔马林固定的扁桃体组织的HE染色图（×100）

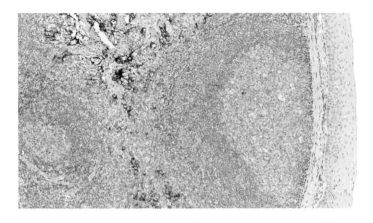

图3-2　用10%中性福尔马林固定的扁桃体组织的PD-L1 (22C3)免疫组织化学染色图（×100）

注：网状隐窝上皮呈弥漫性细胞膜强染色，生发中心淋巴细胞和巨噬细胞弱至中等强度表达，滤泡间细胞大多数阴性，表层鳞状上皮细胞阴性

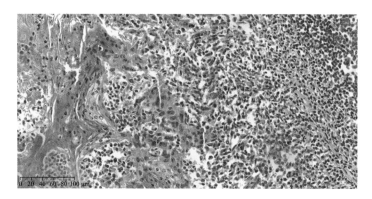

图3-3　用AF固定液固定的扁桃体组织的HE染色图（×200）

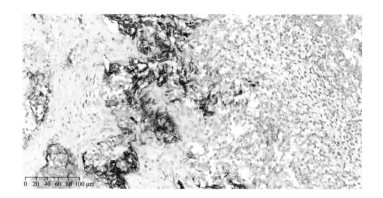

图3-4　用AF固定液固定的扁桃体组织的PD-L1 (22C3)免疫组织化学染色图（×200）

注：网状隐窝上皮染色定位欠佳，大部分细胞呈胞质强染色，只有少部分呈细胞膜强染色

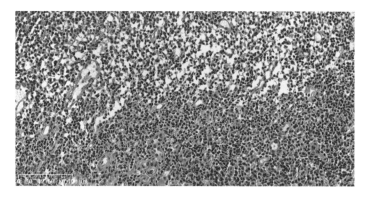

图3-5　用pH值为6的酸性福尔马林固定液固定的扁桃体组织的HE染色图（×200）

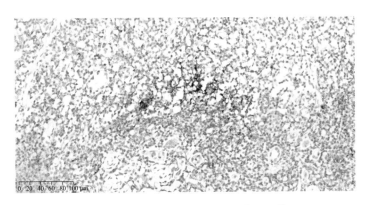

图3-6　用pH值为6的酸性福尔马林固定液固定的扁桃体组织的PD-L1 (22C3) 免疫组织化学染色图（×200）

注：滤泡间区部分淋巴细胞染色增强，背景非特异性染色增强

3.1.2.2　肺组织

1）实验方法

标本材料：取术后离体的新鲜肺癌组织一块，大小为20 mm×10 mm×5 mm，平均分成7份，分别立即用以下7种固定液固定：10%的中性福尔马林固定液、乙醇固定液、AF固定液、pH值分别为5和6的酸性福尔马林固定液、pH值分别为8和9的碱性福尔马林固定液，均固定24 h，后续处理按照标准流程进行。

2）实验结果

（1）结果1：本例诊断为肺浸润性腺癌，使用标准的10%中性福尔马林固定液固定的肺癌组织PD-L1 (22C3) 免疫组织化学染色阴性，TPS为0；其余6种固定液（乙醇固定液、AF固定液、pH值分别为5和6的酸性福尔马林固定液、pH值分别为8和9的碱性福尔马林固定液）固定的肺癌组织PD-L1 (22C3) 免疫组织化学染色也为阴性，TPS均为0。说明不同类型固定液没有造成NSCLC组织PD-L1 (22C3) 的假阳性表达。图3-7所示为使用10%中性福尔马林固定液固定的肺浸润性腺癌组织的HE染色图；图3-8所示为用10%中性福尔马林固定液固定的肺浸润性腺癌组织的PD-L1 (22C3) 免疫组织化学染色图，TPS=0。

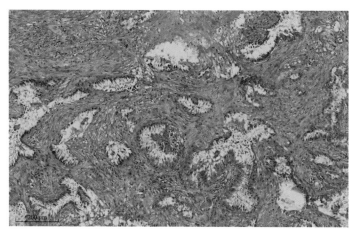

图3-7 用10%中性福尔马林固定液固定的肺浸润性腺癌组织的HE染色图（×100）

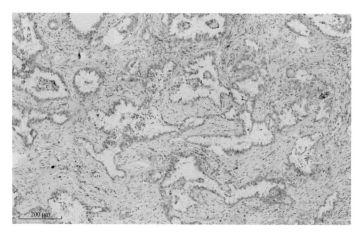

图3-8 用10%的中性福尔马林固定液固定的肺浸润性腺癌组织的PD-L1 (22C3)免疫组织化学染色图，TPS=0（×100）

（2）结果2：本例诊断为肺鳞状细胞癌，使用标准的10%中性福尔马林固定液固定的肺癌组织的PD-L1 (22C3)免疫组织化学染色结果，TPS为95%。10%中性福尔马林固定液相较于其余6种固定液（乙醇固定液、AF固定液、pH值分别为5和6的酸性福尔马林固定液、pH值分别为8和9的碱性福尔马林固定液），固定肺癌组织PD-L1 (22C3)免疫组织化学染色结果均存在不同程度的差异。使用10%中性福尔马林固定液固定肺鳞状细胞癌组织PD-L1 (22C3)免疫组织化学染色结果显示，肿瘤细胞呈清晰的细胞膜染色，且染色强度均匀（见图3-9和图3-10）。而使用乙醇固定液固定的肺鳞状细胞癌组织PD-L1 (22C3)免疫组织化学染色结果显示，肿瘤细胞染色定位不清晰，胞质及胞膜同时染色的肿瘤细胞增多，且染色强度强弱不等，TPS为90%（见图3-11和图3-12）。使用pH值分别为5和6的酸性福尔马林固定液固定肺鳞状细胞癌组织PD-L1 (22C3)免疫组织化学染色结果显示，肿瘤细胞的胞膜染色强度强弱不等，TPS评分分别为60%和70%（见图3-13至图3-16）。使用AF固定液、pH值分别为8和9

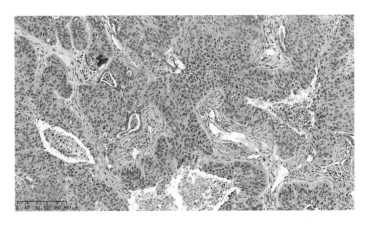

图3-9　用10%中性福尔马林固定液固定的肺鳞状细胞癌组织的HE染色图（×100）

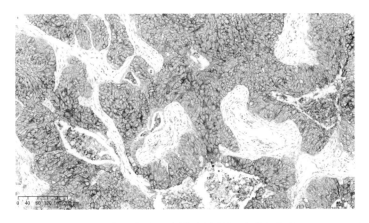

图3-10　用10%中性福尔马林固定液固定的肺鳞状细胞癌组织的PD-L1 (22C3)免疫组织化学染色图（×100）

注：肿瘤细胞呈清晰的细胞膜染色，染色定位清楚，染色强度均匀，TPS=95%

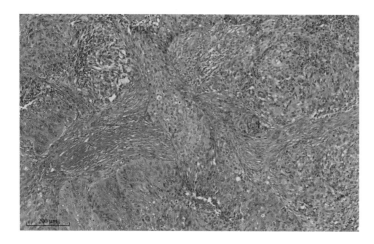

图 3-11　用乙醇固定液固定的肺鳞状细胞癌组织的 HE 染色图（×100）

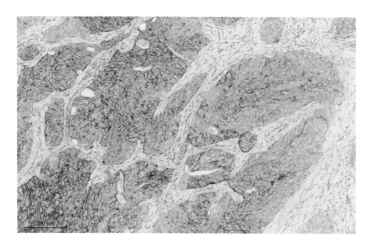

图 3-12　用乙醇固定液固定的肺鳞状细胞癌组织的 PD-L1(22C3)免疫组织化学染色图（×100）

注：肿瘤细胞染色定位不清晰，胞质和胞膜同时染色的肿瘤细胞增多，染色强度强弱不等，TPS=90%

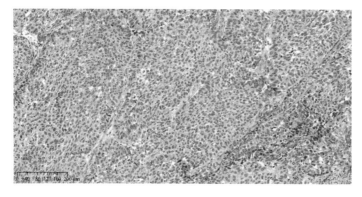

图 3-13　用 pH 值为 5 的酸性福尔马林固定液固定的肺鳞状细胞癌组织的 HE 染色图（×100）

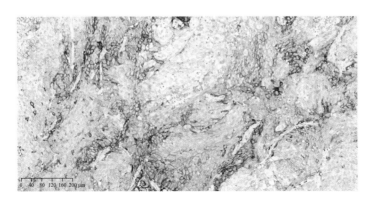

图3-14 用pH值为5的酸性福尔马林固定液固定的肺鳞状细胞癌组织的PD-L1 (22C3) 免疫组织化学染色图（×100）

注：肿瘤细胞的胞膜染色强度强弱不等，部分肿瘤细胞的胞膜未染色，TPS=60%

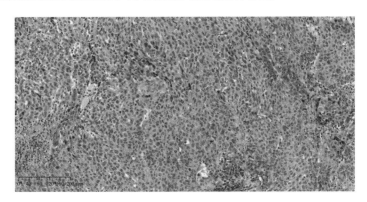

图3-15 用pH值为6的酸性福尔马林固定液固定的肺鳞状细胞癌组织的HE染色图（×100）

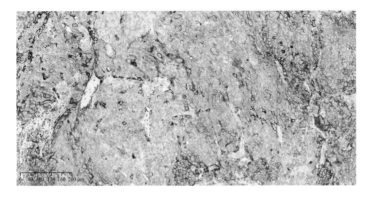

图3-16 用pH值为6的酸性福尔马林固定液固定的肺鳞状细胞癌组织的PD-L1 (22C3) 免疫组织化学染色图（×100）

注：肿瘤细胞的胞膜染色强度强弱不等，TPS=70%

的碱性福尔马林固定液固定的肺鳞状细胞癌组织 PD-L1 (22C3) 免疫组织化学染色结果显示，肿瘤细胞染色强度明显增强，胞质及胞膜同时染色的肿瘤细胞增多，TPS 评分均为 100%（见图 3-17 至图 3-22）。

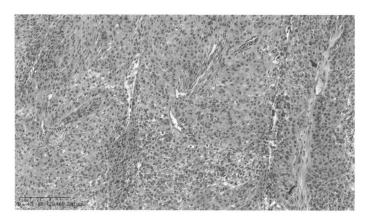

图 3-17　用 AF 固定液固定的肺鳞状细胞癌组织的 HE 染色图（×100）

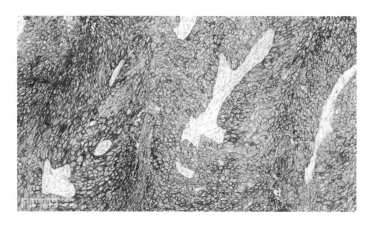

图 3-18　用 AF 固定液固定的肺鳞状细胞癌组织的 PD-L1 (22C3) 免疫组织化学染色图（×100）

注：肿瘤细胞染色强度明显增强，胞质及胞膜同时染色的肿瘤细胞增多，TPS=100%

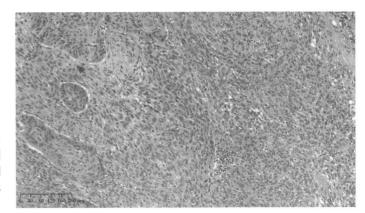

图3-19 用pH值为8的碱性福尔马林固定液固定的肺鳞状细胞癌组织的HE染色图（×100）

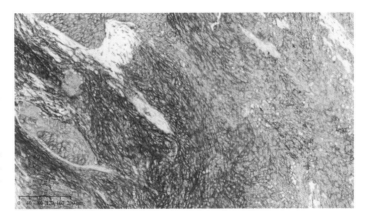

图3-20 用pH值为8的碱性福尔马林固定液固定的肺鳞状细胞癌组织的PD-L1（22C3）免疫组织化学染色图（×100）

注：肿瘤细胞染色强度明显增强，且胞质和胞膜同时染色的肿瘤细胞增多，TPS=100%

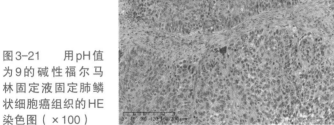

图3-21 用pH值为9的碱性福尔马林固定液固定肺鳞状细胞癌组织的HE染色图（×100）

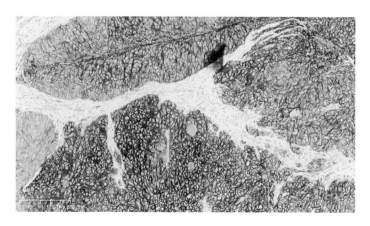

图3-22　用pH值为9的碱性福尔马林固定液固定的肺鳞状细胞癌组织的PD-L1 (22C3)免疫组织化学染色图（×100）

注：肿瘤细胞染色强度明显增强，胞质与胞膜同时染色的肿瘤细胞增多，TPS=100%

3.1.3　固定时间

规范化要求：活检标本和细胞块的最佳固定时间为6～48 h；手术标本的最佳固定时间为24～48 h，最长不超过72 h。

在实际工作中，可能会由于节假日、补取材等原因导致标本的固定时间超过规范的固定时间要求。因此，我们进行了实验研究，观察了不同的固定时间对扁桃体组织和NSCLC组织PD-L1检测结果的影响。

3.1.3.1　扁桃体组织

1）实验方法

取材：取手术离体的新鲜的扁桃体组织一块，大小20 mm×10 mm×5 mm，平均分成4份，立即予以固定，固定时间分别为24～48 h、72 h、1周和2周，后续处理按照标准流程进行。

2）实验结果

使用10%中性福尔马林固定液标准固定扁桃体组织24～48 h，PD-L1 (22C3)免疫组织化学染色结果显示：网状隐窝上皮呈弥漫性细胞膜强染色，生发中心淋巴细胞和巨噬细胞表达为中至弱，滤泡间细胞大多数阴性（见图3-23和图3-24）。与按标准固定24～48 h的扁桃体组织相比，

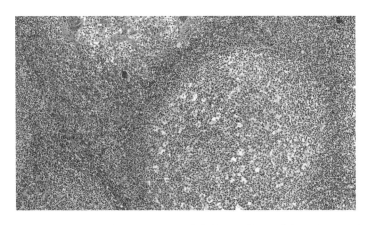

图3-23　按标准固定24～48 h的扁桃体组织的HE染色图（×100）

图3-24　按标准固定24～48 h的扁桃体组织的PD-L1 (22C3)免疫组织化学染色图（×100）

注：网状隐窝上皮呈弥漫性细胞膜强染色，生发中心淋巴细胞和巨噬细胞表达为中至弱，滤泡间细胞大多为阴性

固定72 h的扁桃体组织PD-L1 (22C3)免疫组织化学染色强度未见明显的变化。但是固定1周和2周的扁桃体组织PD-L1 (22C3)免疫组织化学染色结果显示：网状隐窝上皮及生发中心淋巴细胞和巨噬细胞染色强度均有一定程度的减弱（见图3-25、图3-26）。

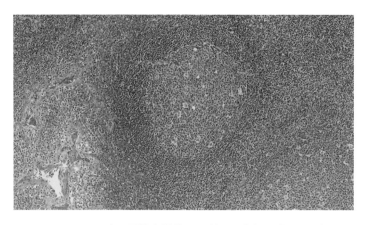

图3-25　固定2周的扁桃体组织的HE染色图（×100）

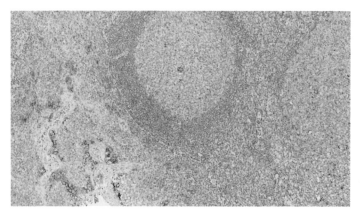

图3-26　固定2周的扁桃体组织PD-L1 (22C3)免疫组织化学染色图（×100）

注：网状隐窝上皮染色减弱，生发中心淋巴细胞和巨噬细胞染色也减弱

3.1.3.2　肺组织

1）实验方法

取材：取手术离体的新鲜的肿瘤组织一块，大小20 mm×10 mm×5 mm，平均分成4份，立即予以固定，固定时间分别为24～48 h、72 h、1周和2周，后续处理按照标准流程进行。

2）实验结果

（1）结果1：本例诊断为肺浸润性腺癌，按标准固定24～48 h的肺癌组织，PD-L1 (22C3)免疫组织化学染色阴性，TPS为0（见图3-27和

图3-28）；其余3组肺癌组织的固定时间分别为72 h、1周和2周，PD-L1
(22C3) 免疫组织化学染色也为阴性，TPS为0。

综上，固定时间的缩短或延长并没有造成NSCLC肿瘤组织PD-L1
(22C3) 的假阳性表达。

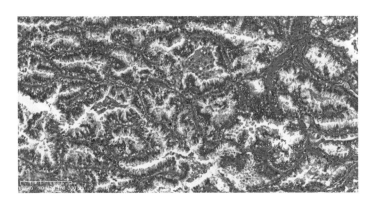

图3-27　按标准固定24～48 h的肺浸润性腺癌组织的HE染色图（×100）

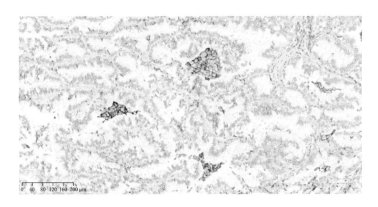

图3-28　按标准固定24～48 h的肺浸润性腺癌组织的PD-L1 (22C3) 免疫组织化学染色
图（×100）

注：肿瘤细胞无染色，腺腔内巨噬细胞的胞膜呈中等到强的染色

（2）结果2：本例诊断为肺浸润性腺癌，按标准固定24～48 h肺癌
组织，PD-L1 (22C3) 免疫组织化学染色TPS为70%（见图3-29和图3-
30）与按标准固定24～48 h肺癌组织相比，固定72 h的肺癌组织PD-L1
(22C3) 免疫组织化学染色模式未见显著的变化。但是固定1周和2周的肺

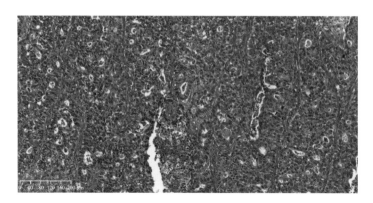

图3-29　按标准固定24～48 h的浸润性腺癌组织的HE染色图（×100）

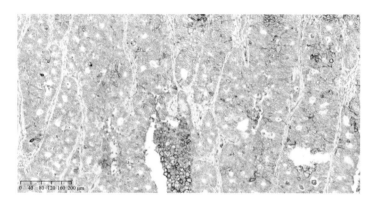

图3-30　按标准固定24～48 h的肺浸润性腺癌组织的PD-L1 (22C3)免疫组织化学染色图（×100）

注：部分肿瘤细胞呈现弱至中等强度膜染色，TPS=70%

癌组织PD-L1 (22C3)免疫组织化学染色结果均显示阳性，肿瘤细胞数量呈现不同程度的减少及染色强度的减弱，TPS分别为40%和20%（见图3-31至图3-34）。我们的实验结果与既往相关研究结果一致。既往研究[15]认为，在细胞块样本中，延长固定时间会造成PD-L1阳性百分比和染色强度的降低。但也有研究[16]认为，延长固定时间不会对手术标本PD-L1的检测结果造成显著影响。这种差异可能与研究入组标本类型不同和所采纳的延长固定时间不同相关。

上述不同类型固定液及不同固定时间对扁桃体及NSCLC组织PD-L1检测结果影响的实验显示，使用非10%中性福尔马林固定液（包括乙醇

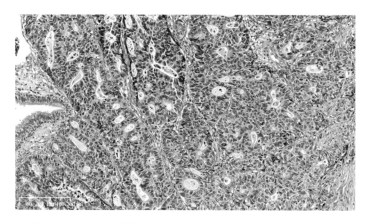

图3-31 固定1周的肺浸润性腺癌组织的HE染色图（×100）

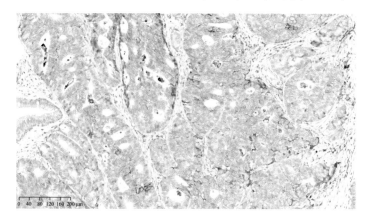

图3-32 固定1周的肺浸润性腺癌组织的PD-L1 (22C3)免疫组织化学染色图（×100）

注：部分肿瘤细胞呈现较弱的细胞膜染色，TPS=40%

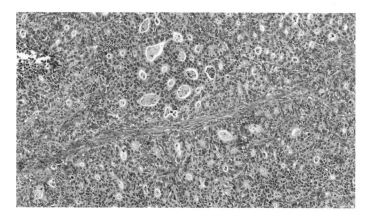

图3-33 固定2周的肺浸润性腺癌组织的HE染色图（×100）

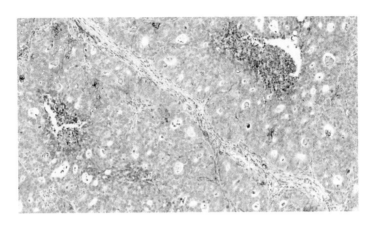

图3-34　固定2周的肺浸润性腺癌组织的 PD-L1 (22C3) 免疫组织化学染色图（×100）

注：肿瘤细胞呈较弱的细胞膜染色，TPS=20%

固定液、AF固定液、pH值分别为5和6的酸性福尔马林固定液、pH值分别为8和9的碱性福尔马林固定液）及固定时间延长均对扁桃体组织和NSCLC组织PD-L1 (22C3)染色结果存在不同程度的影响。因此，在实际工作中，为了保证PD-L1检测结果的准确性，一定要严格按照规范化的要求对标本进行预处理。

3.2　非小细胞肺癌异质性对PD-L1检测结果的影响

3.2.1　手术标本不同蜡块之间PD-L1表达的对比研究

选用手术标本进行PD-L1免疫组织化学检测时，应选择具有代表性的蜡块，避免选择含有坏死组织、细胞挤压及固定不佳的标本块。

3.2.1.1　手术标本不同蜡块之间PD-L1表达的一致性研究

分析上海市肺科医院和上海市肿瘤医院的460例NSCLC手术切除标本（肺非黏液型浸润性腺癌230例，肺鳞状细胞癌230例），并选用2个蜡块同时进行PD-L1 (22C3)染色，结果显示NSCLC双蜡块PD-L1的表达有良好的一致性。

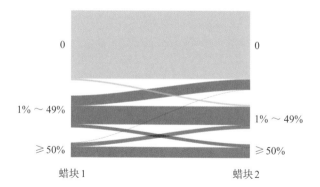

图 3-35 桑基图显示 NSCLC 双蜡块 PD-L1 表达在不同 TPS 评分区域的分布（ n=460 ）

注：NSCLC 双蜡块 PD-L1 表达一致性 Fleiss'κ 系数为 0.69[*]

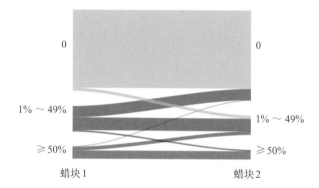

图 3-36 桑基图显示肺浸润性腺癌双蜡块 PD-L1 在不同 TPS 评分区域的分布（ n=230 ）

注：浸润性腺癌双蜡块 PD-L1 表达一致性 Fleiss'κ 系数为 0.63[*]

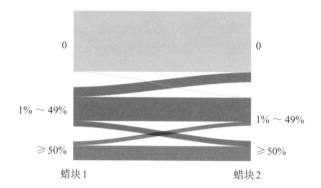

图 3-37 桑基图显示肺鳞状细胞癌双蜡块 PD-L1 在不同 TPS 评分区域的分布（ n=230 ）

注：鳞状细胞癌双蜡块 PD-L1 表达一致性 Fleiss'κ 系数为 0.72[*]

[*] Statistics L. (2019) Fleiss' kappa using SPSS Statistics. Statistical tutorials and software guides. https://statistics.laerd.com/spss-tutorials/fleiss-kappa-in-spss-statistics.php.

3.2.1.2　手术标本不同蜡块之间 PD-L1 表达异质性研究

虽然上述研究显示NSCLC手术标本双蜡块之间PD-L1表达具有良好的一致性，但在临床实践中确实存在双蜡块之间PD-L1表达具有异质性的病例。我们既往发表的研究[4,17]也显示不同NSCLC PD-L1表达具有异质性。

1）肺浸润性腺癌

病例 1　肺浸润性腺癌。该病例的手术标本蜡块1和蜡块2的PD-L1 (22C3)免疫组织化学染色结果分别如图3-38和图3-39所示。

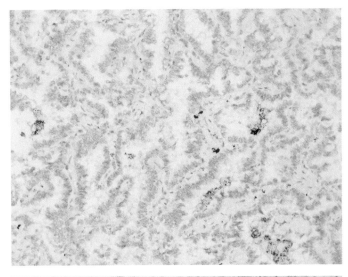

图3-38　肺浸润性腺癌蜡块1的PD-L1 (22C3)免疫组织化学染色图（×200），TPS < 1%（阴性）

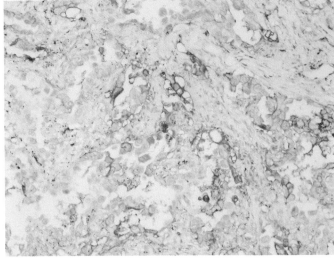

图3-39　肺浸润性腺癌蜡块2的PD-L1 (22C3)免疫组织化学染色图（×200），TPS=70%（高表达）

病例 2　肺浸润性腺癌。该病例的手术标本蜡块1和蜡块2的PD–L1 (22C3)免疫组织化学染色结果分别如图3-40和图3-41所示。

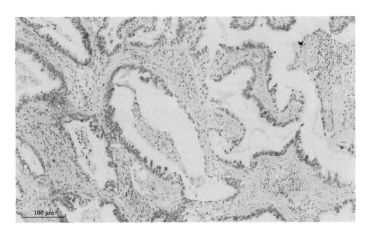

图3-40　肺浸润性腺癌蜡块1的PD–L1 (22C3)免疫组织化学染色图（×100），TPS=0（阴性）

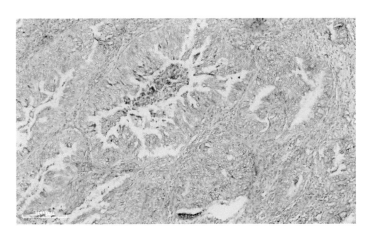

图3-41　肺浸润性腺癌蜡块2的PD–L1 (22C3)免疫组织化学染色图（×100），TPS= 50%（高表达）

病例 3 　肺浸润性腺癌。该病例的手术标本蜡块 1 和蜡块 2 的 PD-L1 (22C3) 免疫组织化学染色结果分别如图 3-42 和图 3-43 所示。

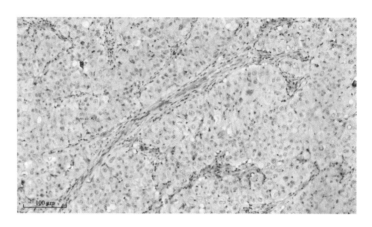

图 3-42　肺浸润性腺癌蜡块 1 的 PD-L1 (22C3) 免疫组织化学染色图（×100），TPS=0（阴性）

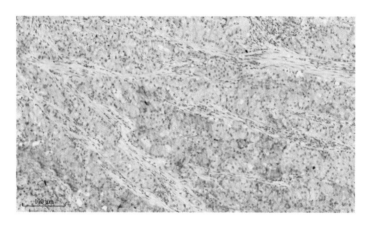

图 3-43　肺浸润性腺癌蜡块 2 的 PD-L1 (22C3) 免疫组织化学染色图（×100），TPS=30%（低表达）

病例 4 肺浸润性腺癌。该病例的手术标本蜡块1和蜡块2的PD-L1 (22C3) 免疫组织化学染色结果分别如图3-44和图3-45所示。

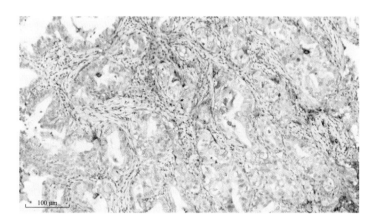

图3-44 肺浸润性腺癌蜡块1的PD-L1 (22C3)免疫组织化学染色图（×100），TPS=10%（低表达）

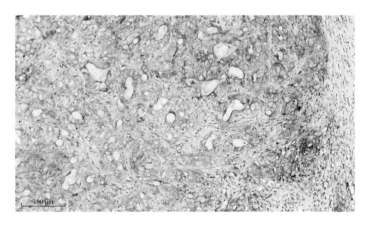

图3-45 肺浸润性腺癌蜡块2的PD-L1 (22C3)免疫组织化学染色图（×100），TPS=90%（高表达）

2）肺鳞状细胞癌

病例 1   肺鳞状细胞癌。该病例的手术标本蜡块1和蜡块2的PD-L1 (22C3)免疫组织化学染色结果分别如图3-46和图3-47所示。

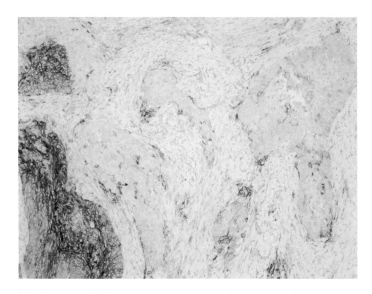

图3-46   肺鳞状细胞癌蜡块1的PD-L1 (22C3)免疫组织化学染色图（×100），TPS= 40%（低表达）

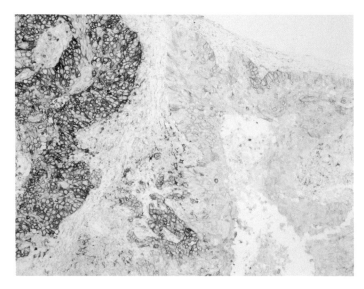

图3-47   肺鳞状细胞癌蜡块2的PD-L1 (22C3)免疫组织化学染色图（×100），TPS= 60%（高表达）

病例 2　　肺鳞状细胞癌。该病例的手术标本蜡块 1 和蜡块 2 的 PD-L1 (22C3) 免疫组织化学染色结果分别如图 3-48 和图 3-49 所示。

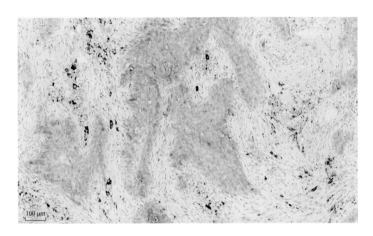

图 3-48　肺鳞状细胞癌蜡块 1 的 PD-L1 (22C3) 免疫组织化学染色图（×100），TPS=80%（高表达）

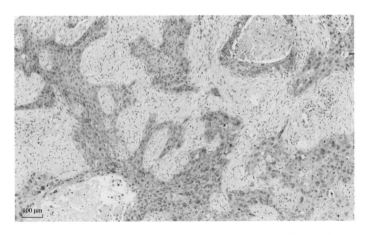

图 3-49　肺鳞状细胞癌蜡块 2 的 PD-L1 (22C3) 免疫组织化学染色图（×100），TPS=30%（低表达）

3）肺肉瘤样癌

该病例为肺肉瘤样癌，其手术标本蜡块1和蜡块2的PD-L1 (22C3)免疫组织化学染色结果分别如图3-50和图3-51所示。

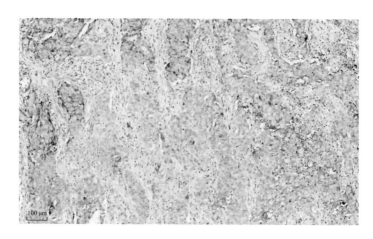

图3-50　肺肉瘤样癌蜡块1的PD-L1 (22C3)免疫组织化学染色图（×100），TPS=80%（高表达）

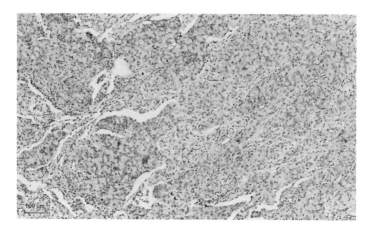

图3-51　肺肉瘤样癌蜡块2的PD-L1 (22C3)免疫组织化学染色图（×100），TPS=10%（低表达）

3.2.2　NSCLC活检标本与手术标本之间PD-L1表达的异质性

活检标本取材数量、标本直径及标本内肿瘤细胞数量是影响活检与手术标本之间PD-L1表达一致性的重要因素。我们已发表的研究分析了35例NSCLC（包括18例浸润性腺癌和17例鳞状细胞癌）的配对活检和手术切除标本PD-L1的表达情况。结果显示活检标本PD-L1的状态通常可以代表手术标本PD-L1的状态。但是，部分PD-L1高表达的活检标本在手术标本中可能为低表达，PD-L1低表达的活检标本在手术标本中可能为阴性；反之亦然。这导致活检标本PD-L1检测结果与手术标本PD-L1检测结果之间有一定程度的偏差。这种差异性可能是由肿瘤内部PD-L1表达异质性导致的[17]。

病例 1　NSCLC。图3-52（A）和（B）所示分别为该病例活检标本的HE和PD-L1免疫组织化学染色图，图3-53（A）和（B）所示分别为与图3-52（A）和（B）配对的手术切除标本HE染色图和PD-L1免疫组织化学染色图。

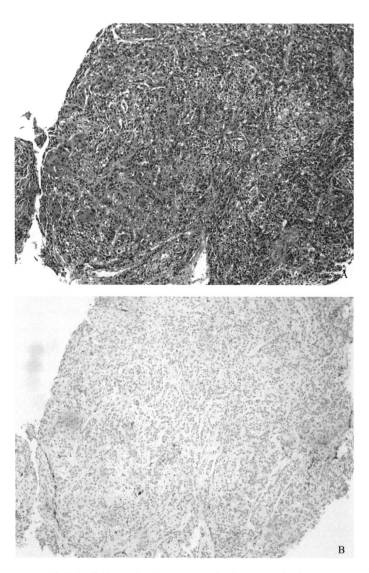

图3-52　NSCLC活检标本的HE（A）和PD-L1免疫组织化学染色图（B）（×100），TPS=0（阴性）

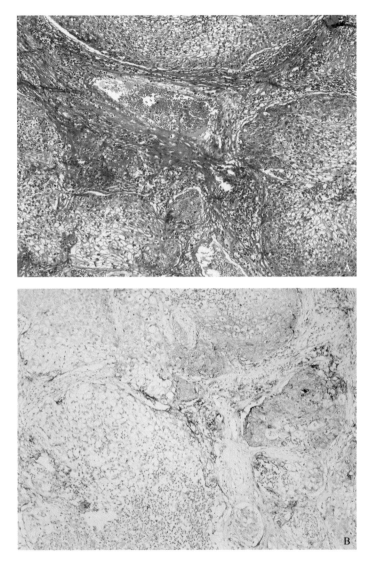

图3-53 为图3-52配对的手术切除标本的HE染色图（A）和PD-L1免疫组织化学染色图（B）（×100），TPS=40%（低表达）

病例 2　　NSCLC。图3-54（A）和（B）所示分别为该病例活检标本的HE染色图和PD-L1免疫组织化学染色图，图3-55（A）和（B）所示分别为与图3-54配对的手术切除标本的HE染色图和PD-L1免疫组织化学染色图。

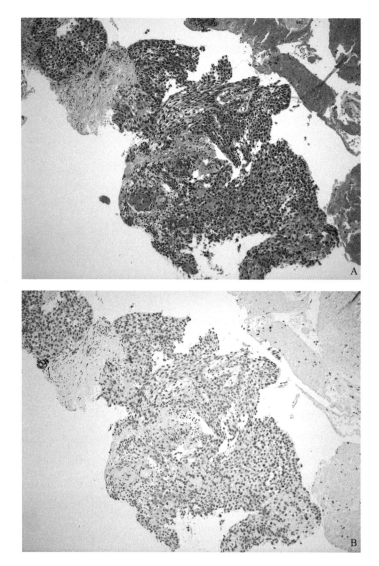

图3-54　NSCLC活检标本的HE染色图（A）和PD-L1免疫组织化学染色图（B）（×100），TPS=0（阴性）

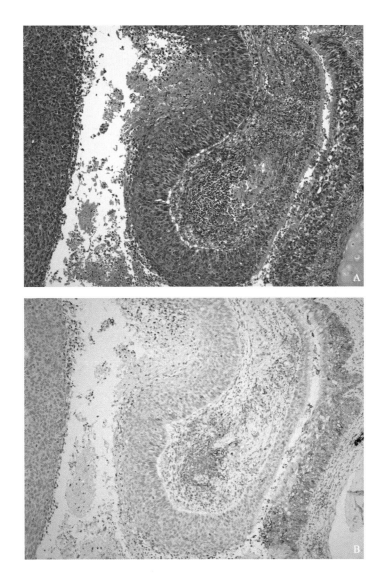

图3-55　与图3-54配对的手术切除标本的HE染色图（A）和PD-L1免疫组织化学染色图（B）(×100），TPS=20%（低表达）

病例 3　NSCLC。图3-56所示为该病例活检标本的PD-L1免疫组织化学染色图，图3-57所示为与图3-56配对的手术切除标本的PD-L1免疫组织化学染色图。

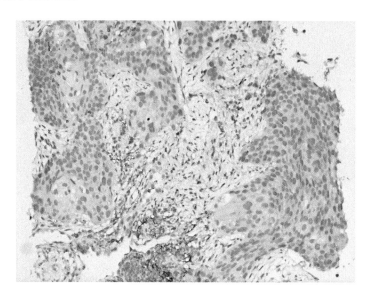

图3-56　NSCLC活检标本的PD-L1免疫组织化学染色图（×100），TPS=0（阴性）

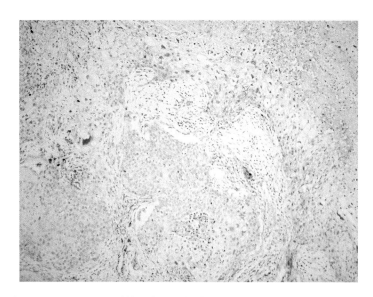

图3-57　与图3-56NSCLC配对的手术切除标本的PD-L1免疫组织化学染色图（×100），TPS=5%（低表达）

病例 4　　NSCLC。图3-58所示为该病例活检标本的HE染色图（A）和PD-L1免疫组织化学染色图（B）；图3-59所示为与图3-58配对的手术切除标本的HE染色图和PD-L1免疫组织化学染色图。

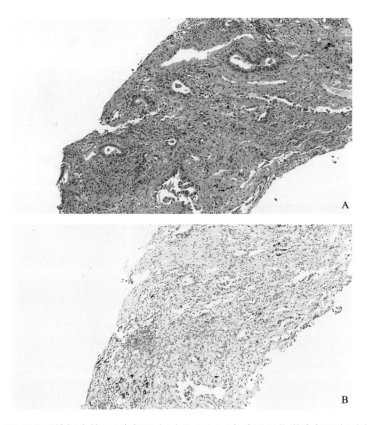

图3-58　NSCLC活检标本的HE染色图（A）和PD-L1免疫组织化学染色图（B）（×100），TPS=0（阴性）

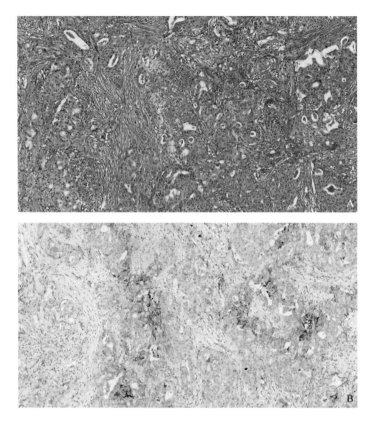

图3-59 与图3-58 NSCLC配对的手术切除标本HE染色图（A）和PD-L1免疫组织化学染色图（B）（×100），TPS=30%（低表达）

3.2.3 NSCLC活检标本之间PD-L1表达的异质性

NSCLC活检标本存在时间异质性及空间异质性。时间异质性是指同一肿瘤在病程中的不同时间点PD-L1表达的差异性，如治疗前与治疗后PD-L1表达存在差异。空间异质性是指同一肿瘤的不同解剖部位PD-L1表达的差异性，如原发灶与复发灶之间、原发灶与转移灶之间以及不同部位转移灶之间PD-L1的表达状态存在差异。晚期恶性肿瘤患者由于无法获得手术标本，常用活检标本进行PD-L1检测，应尽可能检测所有的同次活检组织，并将该标本的检测结果合并计算后报告最终PD-L1免疫组织化学染色结果。

病例 1　肺浸润性腺癌。图 3-60 所示为该病例治疗前肺活检标本 PD-L1 免疫组织化学染色图，TPS=5%；图 3-61 所示为该病例治疗后的肺活检标本的 PD-L1 免疫组织化学染色图，TPS=60%（高表达）。

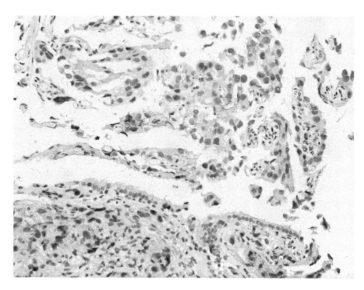

图 3-60　肺浸润性腺癌患者治疗前肺活检标本的 PD-L1 免疫组织化学染色图（×200），TPS=5%（低表达）

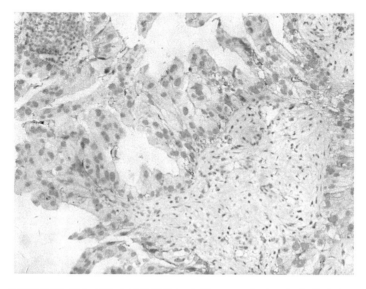

图 3-61　肺浸润性腺癌患者治疗后肺活检标本的 PD-L1 免疫组织化学染色图（×200），TPS=60%（高表达）

病例 2 肺浸润性腺癌。图 3-62 所示为该病例的肺活检标本的 PD-L1 免疫组织化学染色图，TPS=95%（高表达）；图 3-63 所示为该病例 肺浸润性腺癌发生肝转移后肝转移灶活检标本的 PD-L1 免疫组织化学染 色图，TPS=30%（低表达）。

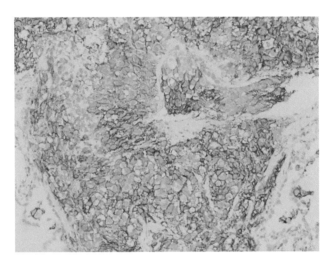

图3-62　肺浸润性腺癌的肺活检标本的 PD-L1 免疫组织化学染色图（×200），TPS= 95%（高表达）

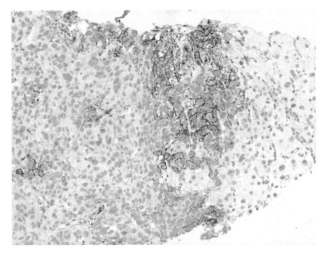

图3-63　肺浸润性腺癌发生肝转移后，肝转移灶活检标本的 PD-L1 免疫组织化学染色图 （×200），TPS=30%（低表达）

病例 3 　肺浸润性腺癌。图 3-64 所示为该病例肺活检标本的 PD-L1 免疫组织化学染色图，TPS=75%（高表达）；图 3-65 所示为该病例肺浸润性腺癌发生胰腺转移后，胰腺转移灶活检标本的 PD-L1 免疫组织化学染色图，TPS=20%（低表达）。

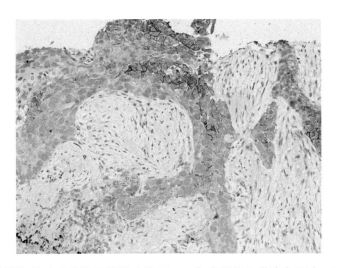

图 3-64　肺浸润性腺癌的肺活检标本的 PD-L1 免疫组织化学染色图（×200），TPS=75%（高表达）

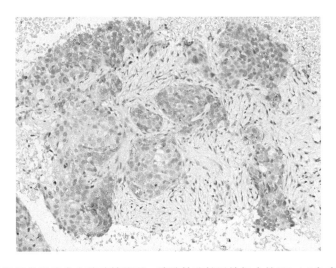

图 3-65　肺浸润性腺癌发生胰腺转移后，胰腺转移灶活检标本的 PD-L1 免疫组织化学染色图（×200），TPS=20%（低表达）

3.3 蜡块储存时间对 PD-L1 检测结果的影响

随着标本处理的规范化、免疫组织化学检测设备及试剂的升级改进，PD-L1 的检测越来越标准化。除上述标本预处理和肿瘤内部异质性会影响 PD-L1 的检测结果外，多项研究[18-19]显示蜡块的储存状态也会影响 PD-L1 的表达状态。有权威研究[19-20]表明，储存石蜡组织切片在常温条件下会丢失抗原，在蜡封和温度为 4 ℃ 条件下储存会极大地缓解抗原丢失的比例。虽然抗原丢失的具体机制不明，但是研究[21]表明石蜡包埋块或石蜡切片会因为组织处理不充分导致组织切片中的内源性水滞留，以及与外源性水直接接触从而导致抗原降解。所以，在石蜡包埋块或切片储存时，蜡封或真空包装隔绝水分蒸发及氧化，温度为 4 ℃ 可降低氧化的速度是储存的必要手段。

多项研究[22-23]显示，NSCLC PD-L1 检测结果受储存条件和时长的影响。越陈旧的蜡块对 PD-L1 的检测结果影响越大，NSCLC 新取材的石蜡标本的 PD-L1 阳性检出率高于陈旧的石蜡标本。世界肺癌研究组织[24]提出，待检测的石蜡标本应在 3 年以内，石蜡切片最好现切现用。但是，临床研究 Keynote-010 的一项更新结果[25]指出，旧蜡块（456 例）PD-L1 的检测依旧可以让患者获益，与新取样标本（578 例）相比，旧蜡块 PD-L1 的表达并没有必然降低，提示旧蜡块依旧可以用来检测 PD-L1。因此，在临床实践中，应优先选用新取材的石蜡标本。若近期标本不可及，可采用 3 年以内的组织蜡块标本，而更陈旧的石蜡标本可作为 PD-L1 检测的最后选择，以供临床参考。

我们对储存 4 年的石蜡标本再次进行 PD-L1 检测，发现 PD-L1 的表达及染色强度均显著降低。

病例 1　NSCLC。图3-66所示为该病例新取材手术标本的PD-L1 (22C3)免疫组织化学染色图，TPS=90%（高表达）；图3-67所示为同一病例的石蜡标本储存4年后的PD-L1 (22C3)免疫组织化学染色图，TPS=30%（低表达）。

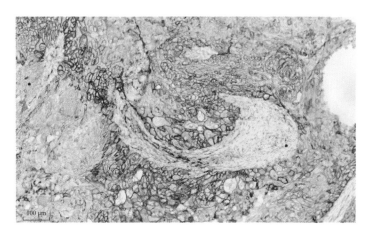

图3-66　NSCLC新取材手术标本的PD-L1 (22C3)免疫组织化学染色图（×100），TPS=90%（高表达）

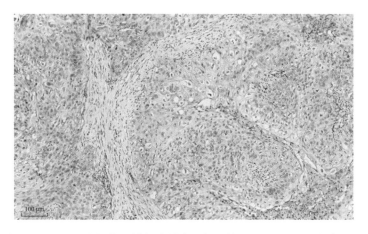

图3-67　与图3-66同一病例的石蜡标本储存4年后的PD-L1 (22C3)免疫组织化学染色图（×100），TPS=30%（低表达）

病例 2   NSCLC。图3-68所示为该病例新取材手术标本的PD-L1 (22C3)免疫组织化学染色图，TPS=90%（高表达）；图3-69所示为该病例的石蜡标本储存4年后的PD-L1 (22C3)免疫组织化学染色图，TPS=1%（低表达）。

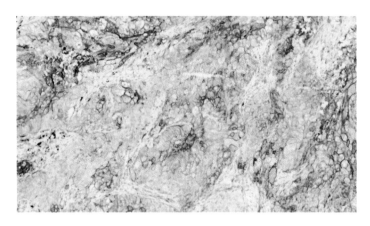

图3-68   NSCLC的新取材手术标本的PD-L1 (22C3)免疫组织化学染色图（×100），TPS=90%（高表达）

图3-69   与图3-68为同一病例的石蜡标本储存4年后的PD-L1 (22C3)免疫组织化学染色图（×100），TPS=1%（低表达）

4 免疫组织化学检测流程对非小细胞肺癌 PD–L1 结果的影响

Dako PD-L1（22C3）免疫组织化学检测试剂盒的检测流程应按照全球标准化操作。检测实验室在临床应用前应先建立及优化 PD-L1 检测规范化操作流程，并进行必要的性能验证，以建立行之有效的质量控制系统。

4.1　PD-L1检测的质量控制系统

PD-L1检测的质量控制系统包括室内质控与室间质控。室内质控要求：检测实验室均应设置阴性和阳性对照，定期进行检测人员比对、培训及数据总结和分析。室间质控可以通过参加国内权威机构举办的室间质评活动来完成，也可通过与其他实验室（如已获资格认可的实验室、使用相同检测方法的实验室等）比对的方式以确定检测结果。

4.2　免疫组织化学法检测非小细胞肺癌PD-L1故障排除

若免疫组织化学检测结果不理想，则需从以下几个方面考虑：① 配套试剂是否都在有效期内，并且配制是否合理；② 免疫组织化学设备 Dako Authostainer Link 48 及抗原修复设备 PT-Link 是否水平放置，并且运行顺利；③ 染色空间温度和相对湿度是否在合适的范围内；④ 组织处理是否符合规范化处理流程。具体操作过程若出现不理想情况，可按照表

4-1 自行逐一排查或及时联系厂家以获得技术支持。

表4-1 免疫组织化学法检测NSCLC PD-L1故障排除指导[5]

常 见 问 题	可 能 原 因	建议采取的措施
切片未染色	程序错误	确认已选择PD-L1检测试剂盒（免疫组织化学法）程序进行切片操作
	与DAB+底物-色原溶液（DAB）不反应	确认DAB+底物-色原溶液配制是否正确
	清洗缓冲液中有叠氮化钠	仅使用Dako清洗缓冲液（货号K8007）
	质控切片失效	检查外包装的试剂盒有效期及试剂盒储存条件
标本染色不均匀	免疫组织化学设备Dako Authostainer Link 48及抗原修复设备PT-Link是否水平放置	每日设备维护并记录以监测
标本切片弱染色	所用固定方法不当	确保仅使用中性福尔马林缓冲液固定剂和批准的固定方法
	试剂用量不足	检查组织切片的大小和试剂用量
	使用的清洗缓冲液不合适	仅使用Dako清洗缓冲液（货号K8007）
	染色空间相对湿度/温度过低	空调控制温度
随试剂盒提供的切片标本或细胞系质控切片的阳性细胞系染色较弱	抗原修复不当	确认是否正确进行三合一预处理程序
	使用的清洗缓冲液不合适	仅使用Dako清洗缓冲液（货号K8007）
	PD-L1 IHC 22C3 pharmDx组分（包括细胞系对照切片）保存或使用不当	所有PD-L1 IHC 22C3 pharmDx组分（包括细胞系对照切片）应在2～8℃下避光储存，并在染色前室温均平衡至20～25℃

（续　表）

常 见 问 题	可 能 原 因	建议采取的措施
切片的背景染色过高	脱蜡不完全	确认是否正确按照三合一预处理程序操作
	上载到 Autostainer Link 48 上时切片干片	在上载和开始运行之前，确保切片被缓冲液浸湿
	试剂与组织切片发生非特异性结合	检查标本是否固定正确和（或）有坏死
	使用的固定方法不合适	确保仅使用中性福尔马林缓冲液固定剂和推荐的固定方法
	温度过高或相对湿度过小	空调控制温度并增加纱布或湿盒以增加湿度
组织脱片	使用的玻片不正确	使用 Dako FLEX 免疫组织化学检测试剂盒玻片（货号 K8020）或 Superfrost Plus 玻片
特异性染色过强	标本前处理不当	染色前切片应置于（58±2）℃烤片 1 h
	所用的固定方法不当	确保仅使用经批准的固定剂和固定方法
	使用的清洗缓冲液不合适	仅使用 Dako 清洗缓冲液（货号 K8007）
加热时抗原修复溶液外观浑浊	加热时抗原修复溶液外观浑浊	这是正常情况，不会影响染色

注：PD-L1 IHC 22C3 pharmDx 为 PD-L1（22C3）免疫组织化学检测试剂盒

5 非小细胞肺癌不同病理类型 PD-L1 判读图片荟萃

  非小细胞肺癌（NSCLC）是肺癌中最常见的组织学类型，占肺癌的 80% ～ 85%。国际癌症研究机构（International Agency for Research on Cancer, IARC）于 2021 年 5 月出版的《WHO 胸部肿瘤病理分类（第五版）》中，NSCLC 包括浸润性腺癌、鳞状细胞癌、腺鳞癌、大细胞癌、肉瘤样癌及 NUT 癌等病理组织学类型。其中最常见的病理类型为浸润性腺癌，包括浸润性非黏液型腺癌、浸润性黏液型腺癌、胶样癌、胎儿型腺癌及肠型腺癌。浸润性非黏液型腺癌根据主要的结构模式又分为不同的组织学亚型，包括贴壁型腺癌、腺泡型腺癌、乳头型腺癌、微乳头型腺癌及实体型腺癌。目前的研究结果显示，PD-L1 在 NSCLC 中的阳性表达率为 30% ～ 50%，在肺腺癌中的阳性表达率为 4% ～ 40%，其中亚裔患者的表达率更低。PD-L1 在肺鳞状细胞癌中的表达率高于浸润性腺癌。在临床实践中，NSCLC 的 PD-L1 免疫组织化学判读原则遵循本书第 2 章的判读标准。由于不同病理类型 PD-L1 的表达率有所差异，本章主要展示 NSCLC 不同病理类型及组织学亚型 PD-L1 免疫组织化学染色结果判读的要点及注意事项。

5.1 浸润性腺癌PD-L1判读

5.1.1 腺泡型腺癌

病例 1 腺泡型腺癌。图5-1（A）和（B）所示分别为该病例的 HE染色图和PD-L1 (22C3)免疫组织化学染色图，TPS=80%（高表达）。

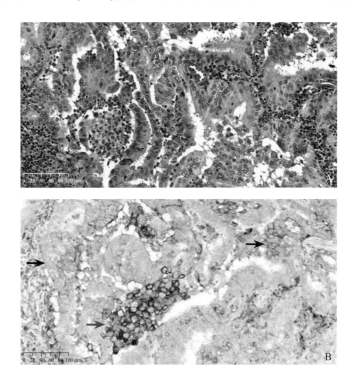

图5-1 腺泡型腺癌的HE染色图（A）和PD-L1 (22C3)免疫组织化学染色图（×200），TPS=80%（高表达）

判读要点：在本病例的PD-L1免疫组织化学染色图中，肿瘤细胞的细胞膜染色强度不均一，部分肿瘤细胞呈完整或部分膜染色 [见图5-1（B）中黑色箭头]；无论染色的强弱，可视的、明确的部分或完整的膜染色均应纳入TPS评分。此外，TPS评分应排除巨噬细胞、淋巴细胞及浆细胞等肿瘤相关免疫细胞及间质内成纤维细胞等非肿瘤细胞成分的着色，即肺泡腔内或肿瘤性腺腔内膜强染色的巨噬细胞 [见图5-1（B）中红色箭头]，在TPS评分时应排除。

病例 2 腺泡型腺癌。图5-3（A）和（B）所示分别为该病例的HE染色图和PD-L1 (22C3)免疫组织化学染色图，TPS=30%（低表达）。

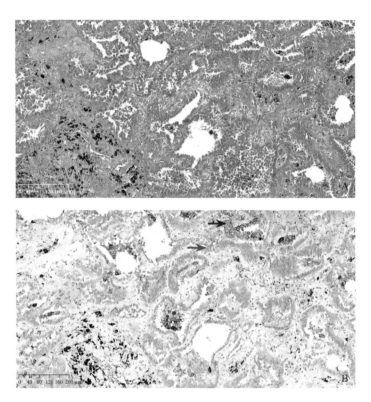

图5-2 腺泡型腺癌的HE染色图（A）和PD-L1 (22C3)免疫组织化学染色图（B）（×100），TPS=30%（低表达）

判读要点： 在本病例的PD-L1免疫组织化学染色图中，少量肿瘤细胞呈现强而完整的膜着色［见图5-2（B）中黑色箭头］，部分肿瘤细胞呈现部分膜染色，染色微弱但可视［见图5-2（B）中红色箭头］，上述膜染色的肿瘤细胞均应纳入TPS评分。肺泡腔内或肿瘤性腺腔内染色的巨噬细胞不应纳入TPS评分。

病例 3　　腺泡型腺癌。图5-3图（A）和（B）所示分别为该病例的HE染色图和PD-L1 (22C3)免疫组织化学染色图，TPS=70%（高表达）；图（C）为图（B）左上角椭圆形区域的放大图。

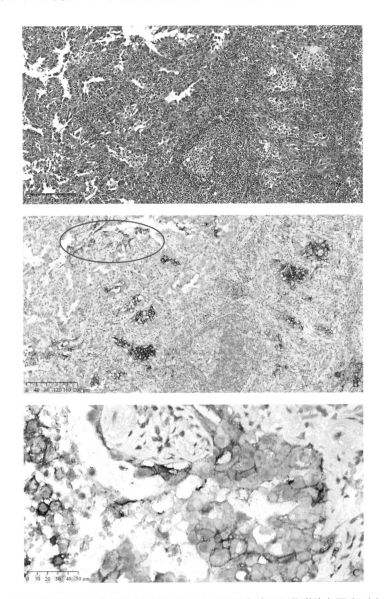

图5-3　腺泡型腺癌的HE染色图（A）和PD-L1 (22C3)免疫组织化学染色图（B）（×100），TPS=70%（高表达）；图（C）为图（B）左上角椭圆形区域的放大图（×400）

　　判读要点：在本病例的 PD-L1 免疫组织化学染色图中，低倍镜下大部分肿瘤细胞呈现较弱的部分膜染色［见图5-3（B）椭圆形区域］，在高倍镜下可见肿瘤细胞呈现弱至中等强度的膜染色；只要是可视的、明确的部分或完整膜染色的肿瘤细胞均应纳入 TPS 评分。肺泡腔内或肿瘤性腺腔内膜染色的巨噬细胞、淋巴细胞等肿瘤相关免疫细胞应注意识别，并在 TPS 评分时排除。

病例 4　腺泡型腺癌。图 5-4（A）和（B）所示分别为该病例的 HE 染色图和 PD-L1 (22C3) 免疫组织化学染色图，TPS=30%（低表达）。

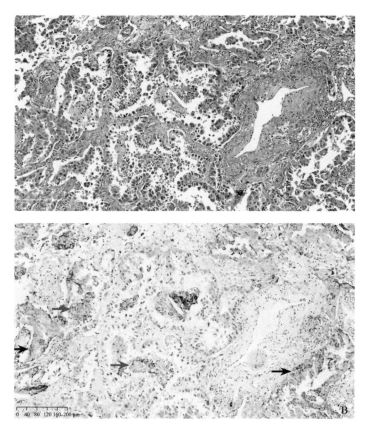

图 5-4　腺泡型腺癌的 HE 染色图（A）和 PD-L1 (22C3) 免疫组织化学染色图（B）（×100），TPS=30%（低表达）

判读要点：在本病例的 PD-L1 免疫组织化学染色图中，肿瘤性腺腔内退变坏死的细胞及巨噬细胞均染色［见图 5-4（B）中红色箭头］，坏死细胞及肿瘤相关免疫细胞的染色不纳入 TPS 评分；部分肿瘤细胞呈现中等至强的膜染色［见图 5-4（B）中黑色箭头］，均应纳入 TPS 评分。

病例 5　腺泡型腺癌。图5-5（A）和（B）所示分别为该病例的HE染色图和PD-L1 (22C3)免疫组织化学染色图，TPS=0（阴性）。

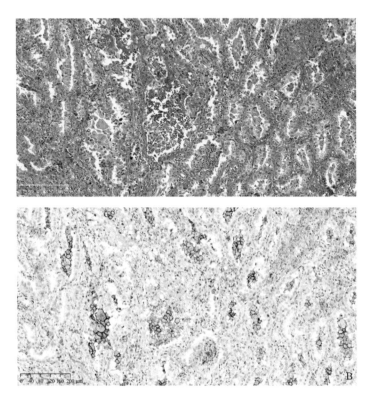

图5-5　腺泡型腺癌的HE染色图（A）和PD-L1 (22C3)免疫组织化学染色图（B）(×100)，TPS=0（阴性）

判读要点：在本病例的PD-L1免疫组织化学染色图中可见阳性信号，对照HE染色图，为肺泡腔内巨噬细胞等肿瘤相关免疫细胞膜染色，不应纳入TPS评分，肿瘤细胞未见明确的膜染色。肿瘤细胞核大异型，巨噬细胞的胞核常较小、缺乏异型性，且细胞质内常含色素颗粒，两者可以此鉴别。

病例 6 腺泡型腺癌伴黏液分泌。图5-6（A）和（B）所示分别为该病例的HE染色图和PD-L1 (22C3)免疫组织化学染色图，TPS=0（阴性）。

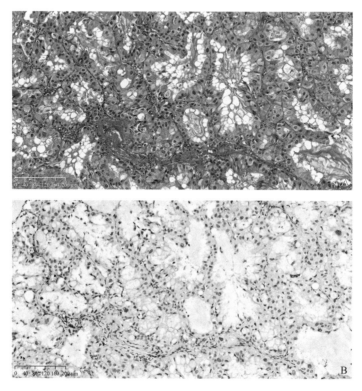

图5-6 腺泡型腺癌伴黏液分泌的HE染色图（A）和PD-L1 (22C3)免疫组织化学染色图（B）（×100），TPS=0（阴性）

判读要点： 在本病例的PD-L1免疫组织化学染色图中，肿瘤间质内浸润的淋巴细胞及肿瘤性腺腔内个别巨噬细胞染色，而肿瘤细胞未见明确的膜染色，阳性的肿瘤相关免疫细胞不计入 PD-L1 阳性细胞，不纳入 TPS 评分。

5.1.2 乳头型腺癌

病例 1 乳头型腺癌。图 5-7（A）和（B）所示分别为该病例的 HE 染色图和 PD-L1 (22C3) 免疫组织化学染色图，图 5-7（C）为 PD-L1 (22C3) 免疫组织化学染色图的局部放大图。

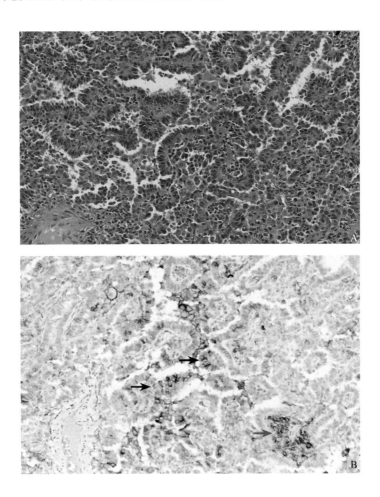

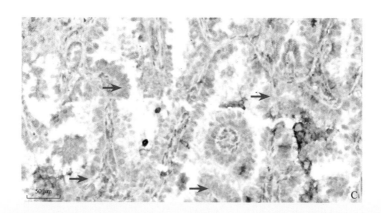

图5-7　乳头型腺癌的HE染色图（A）和PD-L1 (22C3)免疫组织化学染色图（B）（×200），TPS=60%（高表达）;（C）为PD-L1 (22C3)免疫组织化学染色图的局部放大图（×400）

判读要点：在本病例的 PD-L1 免疫组织化学染色图中，肿瘤细胞呈中至强的不均一膜染色 [见图5-7（B）黑色箭头处]，均纳入 TPS 评分；肿瘤间质浸润的淋巴细胞及肺泡腔内巨噬细胞等肿瘤相关免疫细胞膜强染色 [见图5-7（B）红色箭头处]，不应纳入 TPS 评分；在高倍镜下，部分肿瘤细胞呈胞质染色，未见明确的膜染色 [见图5-7（C）红色箭头处]，不能纳入 TPS 评分。

病例2 乳头型腺癌。图5-8（A）和（B）所示分别为该病例的 HE染色图和PD-L1 (22C3)免疫组织化学染色图，TPS=10%（低表达）。

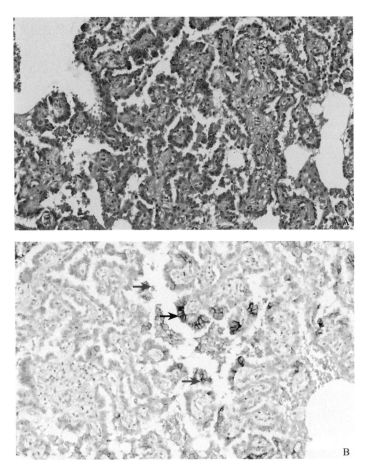

图5-8 乳头型腺癌的HE染色图（A）和PD-L1 (22C3)免疫组织化学染色图（B）（×200），TPS=10%（低表达）

判读要点：在本病例的PD-L1免疫组织化学染色图中，肿瘤细胞呈现强弱不一的部分或完整的膜染色［见图5-8（B）黑色箭头处］，均应纳入TPS评分。此外，对照HE染色图，注意识别肺泡腔内存在少量游离肿瘤细胞呈现膜染色［见图5-8（B）红色箭头处］，需要与肺泡腔内巨噬细胞膜染色相鉴别；巨噬细胞核小而缺乏异型性，肿瘤细胞的核大而异型，这有助于鉴别。

5.1.3 微乳头型腺癌

病例 1 微乳头型腺癌。图5-9（A）和（B）所示分别为该病例的HE染色图和PD-L1 (22C3)免疫组织化学染色图，TPS=60%（高表达）。

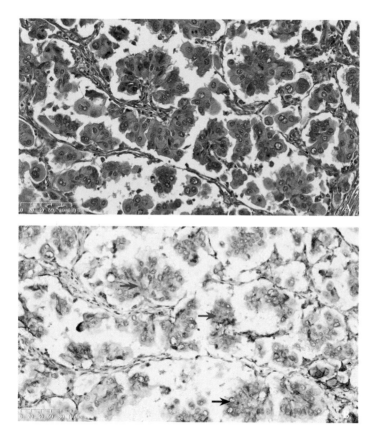

图5-9 微乳头型腺癌的HE染色图（A）和PD-L1 (22C3)免疫组织化学染色图（B）（×200），TPS=60%（高表达）

判读要点：在本病例的PD-L1免疫组织化学染色图中，由肿瘤细胞围绕而成的微乳头结构的腔缘侧未染色，而细胞环周连接面及基底侧见部分可视的、明确的膜染色［见图5-9（B）中黑色箭头处］，应纳入TPS评分；部分肿瘤细胞呈胞质染色，未形成线性膜染色［见图5-9（B）中红色箭头处］，不应纳入TPS评分。

病 例 2 微乳头型腺癌。图5-10（A）和（B）所示分别为该病例的HE染色图和PD-L1 (22C3)免疫组织化学染色图，TPS=30%（低表达）。

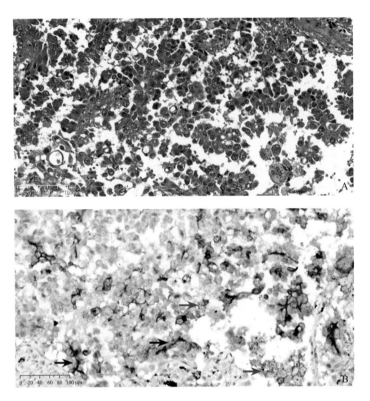

图5-10 微乳头型腺癌的HE染色图（A）和PD-L1 (22C3)免疫组织化学染色图（B）（×200），TPS=30%（低表达）

判读要点：在本病例的HE染色图中肿瘤细胞呈散在分布，需对照HE染色图以明确肿瘤细胞成分后再进行PD-L1的TPS评分。图5-10（B）中部分肿瘤细胞腔缘侧未染色，而基底侧及细胞连接面侧缘可见明确的膜染色［见图5-10（B）中黑色箭头处］，应计入阳性肿瘤细胞。此外，要注意识别膜染色的含色素颗粒的巨噬细胞及胞质染色的肿瘤细胞［见图5-10（B）中红色箭头处］，在TPS评分中应予以排除。

病例 3　微乳头型腺癌。图 5-11（A）和（B）所示分别为该病例的 HE 染色图和 PD-L1 (22C3) 免疫组织化学染色图，TPS=80%（高表达）。

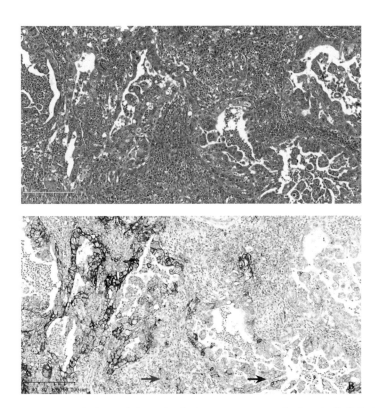

图 5-11　微乳头型腺癌的 HE 染色图（A）和 PD-L1 (22C3) 免疫组织化学染色图（B）（×100），TPS=80%（高表达）

　　判读要点： 在本病例的 HE 染色图中，肿瘤背景中见较多淋巴细胞、浆细胞、中性粒细胞及巨噬细胞等肿瘤相关免疫细胞，肺泡腔内见微乳头型腺癌细胞，需对照 HE 染色图，明确肿瘤细胞成分后进行 TPS 评分。注意识别腺腔内染色强度不均一的呈部分或完整的、明确的膜染色的肿瘤细胞［如图 5-11（B）黑色箭头所示处］，并纳入 TPS 评分；而肿瘤间质内染色的淋巴细胞等肿瘤相关免疫细胞［如图 5-11（B）红色箭头所示处］，在 TPS 评分中应予以排除。

病例 4 微乳头型腺癌。图5-12（A）~（C）所示分别为该病例的HE染色图、CK7和PD–L1 (22C3)免疫组织化学染色图，TPS=0（阴性）。

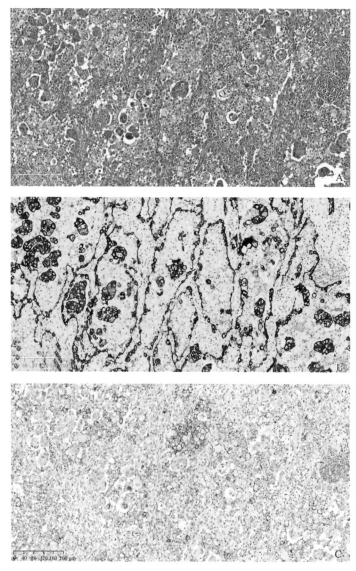

图5-12 微乳头型腺癌的HE染色图（A）、CK7免疫组织化学染色图（B）和PD-L1 (22C3)免疫组织化学染色图（C）（×100），TPS=0（阴性）

　　判读要点：在本病例的肺泡腔内有少量肿瘤细胞及大量巨噬细胞混合存在，需在 HE 染色图中明确肿瘤细胞成分后行 TPS 评分。在该病例的 PD-L1 免疫组织化学染色图中肿瘤细胞与巨噬细胞难以鉴别。对照 CK7 免疫组织化学染色图定位肿瘤细胞后，发现 PD-L1 免疫组织化学染色图中阳性细胞均为巨噬细胞等肿瘤相关免疫细胞，肿瘤细胞未见明确膜染色，不计入 TPS 评分。

　　在炎症背景显著的病例中，肿瘤细胞核大、异型有助于鉴别巨噬细胞及淋巴细胞等，必要时可加做 CK、CK7、CD68 及 TTF-1、p40 等标志物以辅助鉴别。

5.1.4 实体型腺癌

病例1 实体型腺癌。图5-13（A）和（B）所示分别为该病例的HE染色图和PD-L1 (22C3)免疫组织化学染色图，TPS=100%（高表达）。

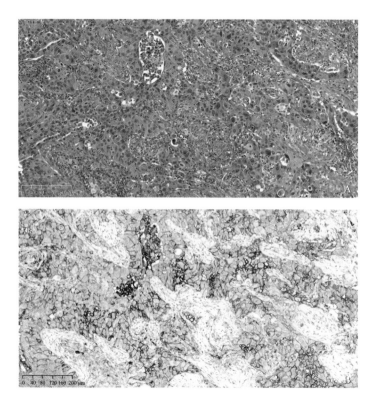

图5-13 实体型腺癌的HE染色图（A）和PD-L1 (22C3)免疫组织化学染色图（B）（×100），TPS=100%（高表达）

判读要点：在本病例的PD-L1免疫组织化学染色图中，肿瘤细胞大部分呈完整的细胞膜线性染色，少数呈不完整的细胞膜线性染色，均应纳入TPS评分；肿瘤性腺腔内强染色的巨噬细胞应予以排除，不纳入TPS评分。

病例 2 实体型腺癌。图5−14和图5−15（A）和（B）所示分别为该病例放大100倍和200倍的HE染色图和PD−L1 (22C3)免疫组织化学染色图，TPS=95%（高表达）。

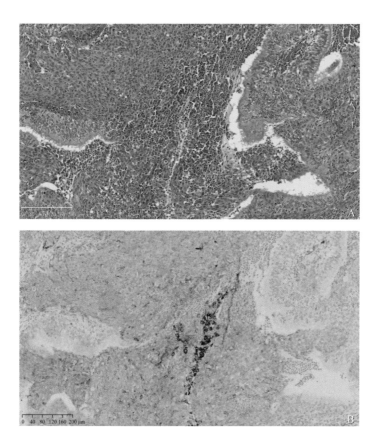

图5−14 实体型腺癌的HE染色图（A）和PD−L1 (22C3)免疫组织化学染色图（B）（×100）

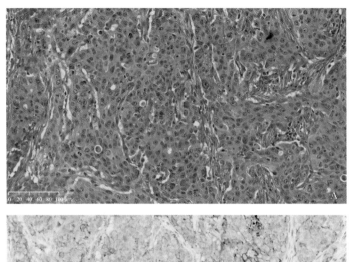

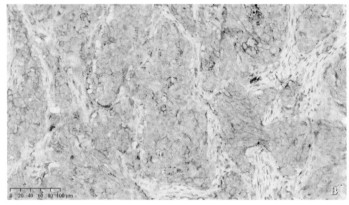

图5-15　实体型腺癌的HE染色图（A）和PD-L1 (22C3)免疫组织化学染色图（B）
（×200），TPS=95%（高表达）

　　判读要点：在本病例的PD-L1免疫组织化学染色图中，低倍镜下肿瘤区域难以确定，应在HE染色图中明确肿瘤细胞区域，排除中性粒细胞背景中膜强染色的巨噬细胞；在高倍镜下肿瘤细胞PD-L1染色模式呈颗粒状的膜染色，易与胞质染色混淆，任何可视的、明确的肿瘤细胞颗粒状膜染色均应纳入TPS评分。颗粒状胞质染色为非特异性染色，不纳入TPS评分。

病例 3　　实体型腺癌。图 5-16（A）和（B）所示分别为该病例 HE 染色图和 PD–L1 (22C3) 免疫组织化学染色图，TPS=40%（低表达）。

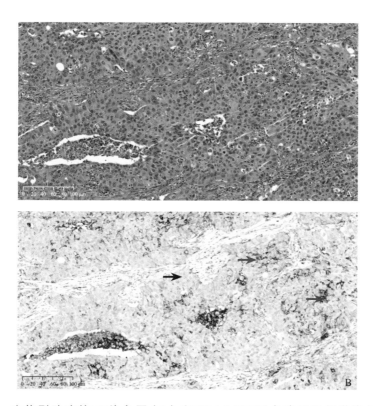

图 5-16　实体型腺癌的 HE 染色图（A）和 PD–L1 (22C3) 免疫组织化学染色图（B）（×100），TPS=40%（低表达）

　　判读要点： 在本病例的 PD–L1 免疫组织化学染色图中，部分肿瘤细胞呈完整的中等强度膜染色，部分肿瘤细胞呈部分或完整的较弱的膜染色［见图 5-16（B）中黑色箭头处］，任何可视的膜染色均纳入 TPS 评分。注意识别肿瘤细胞间散在膜强染色的免疫细胞［见图 5-16（B）中红色箭头处］和瘤巢中央强染色的巨噬细胞及退变坏死的肿瘤细胞，并将其排除，不纳入 TPS 评分。

5.1.5　浸润性黏液型腺癌

病例 1　黏液型腺癌。图5-17（A）和（B）所示分别为该病例的 HE 染色图和 PD-L1 (22C3) 免疫组织化学染色图，TPS=25%（低表达）。

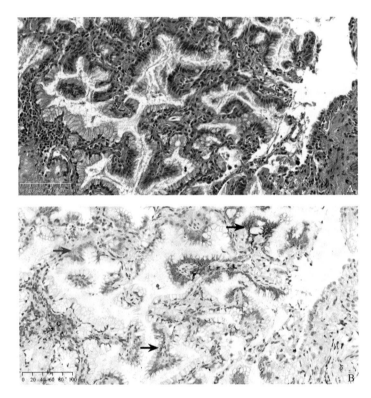

图5-17　黏液型腺癌的HE染色图（A）和PD-L1 (22C3)免疫组织化学染色图（B）（×200），TPS=25%（低表达）

判读要点：本病例的 PD-L1 免疫组织化学染色图中，肿瘤细胞呈染色强度不均一的 U 型膜染色［见图 5-17（B）黑色箭头处］，腔缘不染色，只要是可视的、明确的、完整的或部分肿瘤细胞膜染色均应纳入 TPS 评分。部分肿瘤细胞呈胞质染色，未见明确可靠的膜染色［见图 5-17（B）红色箭头处］，不应纳入 TPS 评分。

病例 2 黏液型腺癌。图 5-18（A）和（B）所示分别为该病例的 HE 染色图和 PD-L1 (22C3) 免疫组织化学染色图，TPS=0（阴性）。

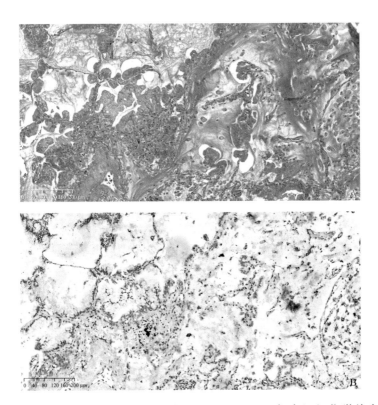

图 5-18 黏液型腺癌的 HE 染色图（A）和 PD-L1 (22C3) 免疫组织化学染色图（B）（×100），TPS=0（阴性）

判读要点：在本病例的 PD-L1 免疫组织化学染色图中，肺泡腔内见中等强度膜染色的巨噬细胞及非特异性着色的黏液，均不纳入 TPS 评分。

5.1.6 混合性浸润性黏液型和非黏液型腺癌

该病例为混合性浸润性黏液型和非黏液型腺癌。图5-19（A）和（B）所示分别为该病例的HE染色图和PD-L1 (22C3)免疫组织化学染色图，TPS=0（阴性）。

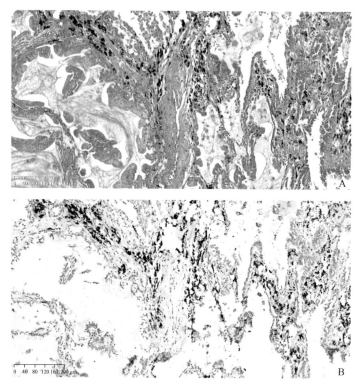

图5-19 混合性浸润性黏液型和非黏液型腺癌的HE染色图（A）和PD-L1 (22C3)免疫组织化学染色图（B）（×100），TPS=0（阴性）

判读要点：在本病例的HE染色图中，肿瘤细胞伴有较多细胞内外黏液，纤维间质中见较多黑色炭末沉着，炭末沉着可以忽略。PD-L1免疫组织化学染色图中，非特异性着色的黏液及巨噬细胞均不纳入TPS评分。

5.1.7　肠型腺癌

病例 1　肠型腺癌。图5-20（A）和（B）所示分别为该病例的HE染色图和PD-L1 (22C3)免疫组织化学染色图，TPS=0（阴性）。

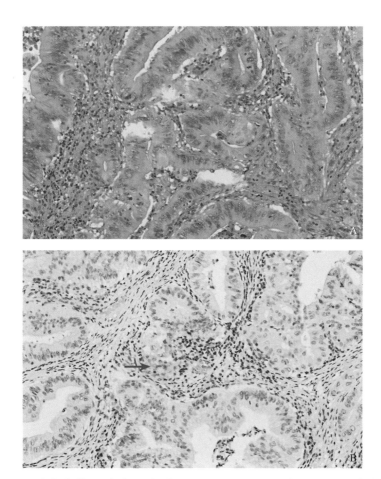

图5-20　肠型腺癌的HE染色图（A）和PD-L1 (22C3)免疫组织化学染色图（B）（×200），TPS=0（阴性）

判读要点：在本病例的PD-L1免疫组织化学染色图中，见少量肿瘤细胞呈微弱的细胞质染色［见图5-20（B）中红色箭头处］，未见明确的细胞膜染色，不应纳入TPS评分。

病例 2 肠型腺癌。图5-21（A）和（B）所示分别为该病例的HE染色图和PD-L1 (22C3)免疫组织化学染色图，TPS=0（阴性）。

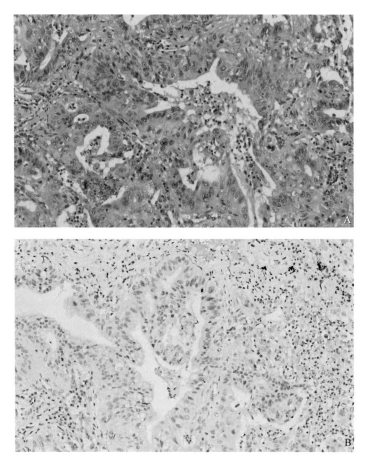

图5-21 肠型腺癌的HE染色图（A）和PD-L1 (22C3)免疫组织化学染色图（B）（×200），TPS=0（阴性）

判读要点：在本病例的PD-L1免疫组织化学染色图中，可见少量巨噬细胞膜染色及背景的非特异性染色，不纳入TPS评分。

5.1.8 浸润性腺癌的活检标本

病例 1 浸润性腺癌。图5-22（A）和（B）所示分别为该病例活检标本的HE染色图和PD-L1 (22C3)免疫组织化学染色图，TPS=100%（高表达）。

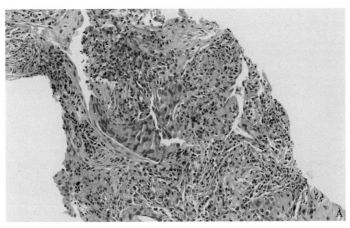

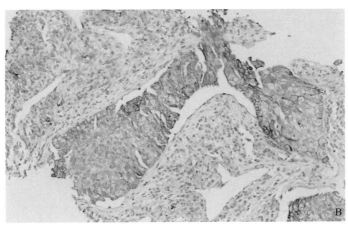

图5-22 浸润性腺癌的HE染色图（A）和PD-L1 (22C3)免疫组织化学染色图（B）（×200），TPS=100%（高表达）

判读要点：在本病例的PD-L1免疫组织化学切片中，肿瘤细胞数 > 100个，可以进行 PD-L1 检测结果判读。所有肿瘤细胞呈中等至强染色、强度不均一的膜染色，均应纳入TPS评分。

病例 2 浸润性腺癌。图5-23（A）和（B）所示分别为该病例活检标本的HE染色图和PD-L1 (22C3)免疫组织化学染色图，TPS=3%（低表达）。

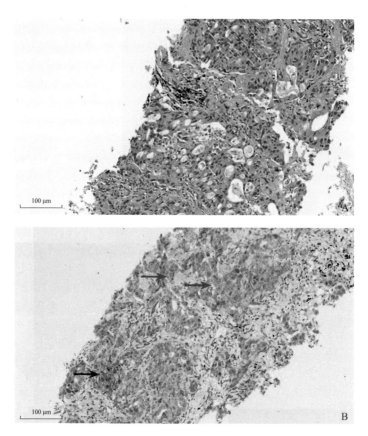

图5-23　浸润性腺癌的HE染色图（A）和PD-L1 (22C3)免疫组织化学染色图（B）（×200），TPS=3%（低表达）

判读要点：在本病例的PD-L1免疫组织化学切片中，肿瘤细胞数 > 100个，可以进行PD-L1检测结果判读。部分肿瘤细胞呈完整的、明确的膜染色（如黑色箭头所示），应纳入TPS评分；大多数肿瘤细胞呈胞质染色（如红色箭头所示），不纳入TPS评分。

病例 3　　浸润性腺癌。图 5-24（A）和（B）所示分别为该病例活检标本的 HE 染色图和 PD-L1 (22C3) 免疫组织化学染色图，TPS=30%（低表达）。

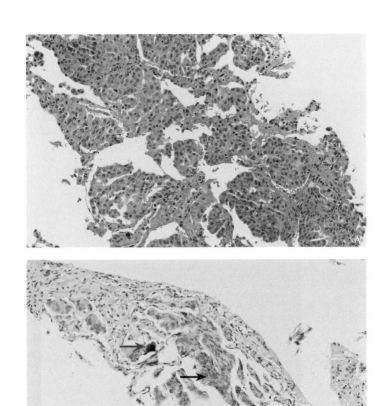

图5-24　浸润性腺癌的HE染色图（A）和PD-L1 (22C3)免疫组织化学染色图（B）（×200），TPS=30%（低表达）

判读要点：部分病例的活检标本在HE染色切片和PD-L1免疫组织化学染色切片中肿瘤细胞数量会发生较大变化，只要PD-L1免疫组织化学切片内的肿瘤细胞数量符合PD-L1检测结果判读标准，即肿瘤细胞数≥100个，就可以进行PD-L1 TPS评分。在本病例的PD-L1免疫组织化学染色图中，肿瘤细胞数 > 100个，可以进行PD-L1检测结果判读。部分肿瘤细胞呈部分或完整的、明确的膜染色［见图5-24（B）中黑色箭头处］，应纳入TPS评分；部分肿瘤细胞挤压变形，呈非特异性的胞质染色［见图5-24（B）中红色箭头处］，不纳入TPS评分。

病例 4　浸润性腺癌。图5-25（A）和（B）所示分别为该病例活检标本的HE染色图和PD-L1 (22C3)免疫组织化学染色图，TPS=90%（高表达）。

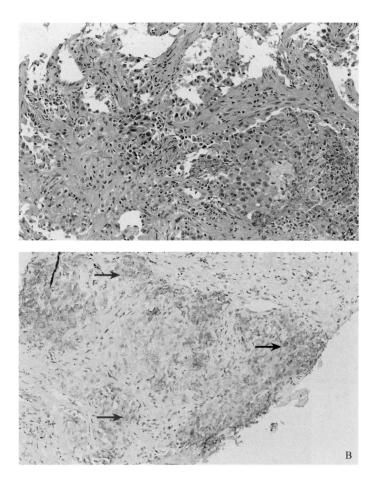

图5-25　浸润性腺癌的HE染色图（A）和PD-L1 (22C3)免疫组织化学染色图（B）（×200），TPS=90%（高表达）

　　判读要点：在本病例的PD-L1免疫组织化学切片中，肿瘤细胞数 >100个，可以进行PD-L1检测结果判读。在PD-L1免疫组织化学染色图中，部分肿瘤细胞的胞质与胞膜同时染色，存在可视的、明确的膜染色的肿瘤细胞［见图5-25（B）中黑色箭头处］，应计入PD-L1阳性肿瘤细胞；而仅有胞质染色的肿瘤细胞［见图5-25（B）中红色箭头处］，则不计入PD-L1阳性肿瘤细胞。

病例 5 浸润性腺癌。图 5-26（A）和（B）所示分别为该病例活检组织的 HE 染色图和 PD-L1 (22C3) 免疫组织化学染色图，因免疫组织化学染色图中肿瘤细胞数 < 100 个，不能进行 TPS 评分。

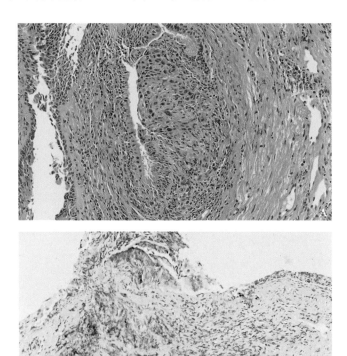

图 5-26 浸润性腺癌的 HE 染色图（A）和 PD-L1 (22C3) 免疫组织化学染色图（B）（×200）

注：免疫组织化学染色图中肿瘤细胞数 < 100 个，不能进行 TPS 评分

判读要点：在本病例的 HE 染色图中，肿瘤细胞数 > 100 个，可以进行 PD-L1 免疫组织化学检测。但在 PD-L1 免疫组织化学染色图中，肿瘤细胞数 < 100 个，根据 PD-L1 判读原则，肿瘤细胞数 < 100 个的病例无法进行 TPS 评分，但可以在报告中备注说明，免疫组织化学染色切片内因细胞数 < 100 个无法评估 TPS 值，切片内见肿瘤细胞约 50 个，其中约有 30 个膜染色的肿瘤细胞可以判读为阳性肿瘤细胞，以供临床参考。

5.2　鳞状细胞癌PD-L1判读

5.2.1　鳞状细胞癌

病例 1　鳞状细胞癌。图5-27（A）和（B）所示分别为该病例活检组织的HE染色图和PD-L1 (22C3)免疫组织化学染色图，TPS=95%（高表达）。

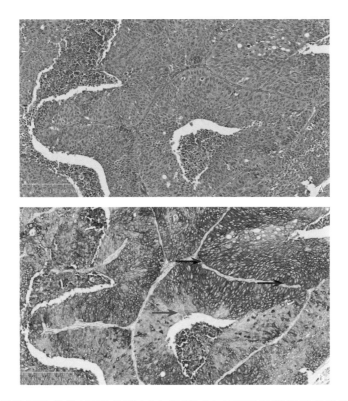

图5-27　鳞状细胞癌的HE染色图（A）和PD-L1 (22C3)免疫组织化学染色图（B）（×200），TPS=95%（高表达）

　　判读要点：在本病例的PD-L1免疫组织化学染色图中，部分肿瘤细胞的细胞质染色部分或完全覆盖细胞膜染色，只要细胞膜和细胞质染色强度不均一，可以区分可视且可靠的细胞膜染色［见图5-27（B）中黑色箭头处］，或者细胞核与细胞膜之间存在清晰的区域［见图5-27（B）中红色箭头处］，均可纳入TPS评分。注意识别瘤巢中央染色的退变坏死肿瘤细胞及肿瘤相关免疫细胞，并将它们排除，不纳入TPS评分。

病例 2 鳞状细胞癌。图5-28（A）和（B）所示分别为该病例活检组织的HE染色图和PD-L1 (22C3)免疫组织化学染色图，TPS=100%（高表达）。

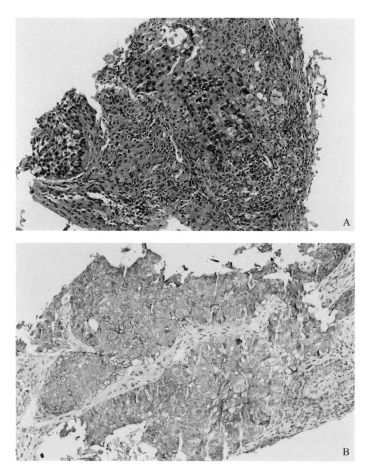

图5-28 鳞状细胞癌的HE染色图（A）和PD-L1 (22C3)免疫组织化学染色图（B）（×200），TPS=100%（高表达）

判读要点：在本病例的PD-L1免疫组织化学染色图中，肿瘤细胞呈现完整的膜染色，细胞膜染色强度不一，肿瘤细胞呈可视的、明确的、可靠的膜染色，应纳入TPS评分。

病例 3　鳞状细胞癌。图 5–29（A）和（B）所示分别为该病例活检组织的 HE 染色图和 PD–L1 (22C3) 免疫组织化学染色图，TPS=55%（高表达）。

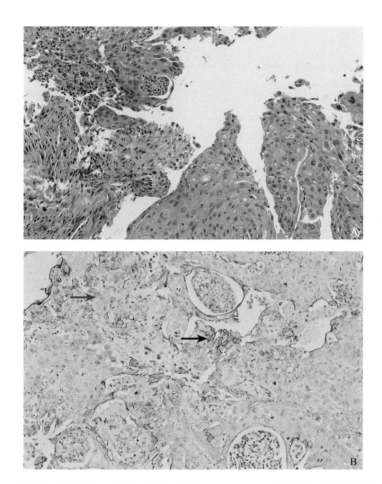

图 5–29　鳞状细胞癌的 HE 染色图（A）和 PD–L1 (22C3) 免疫组织化学染色图（B）（×200），TPS=55%（高表达）

判读要点：在本病例的 PD–L1 免疫组织化学染色图中，部分肿瘤细胞呈完整的、中等强度的膜染色［见图 5–29（B）中黑色箭头处］，部分肿瘤细胞呈较弱的部分膜染色［见图 5–29（B）中红色箭头处］，任何强度的、可视的、明确的、完整的或部分膜染色均应纳入 TPS 评分。

病例 4　鳞状细胞癌。图5-30（A）和（B）所示分别为该病例活检组织的HE染色图和PD-L1 (22C3)免疫组织化学染色图，TPS=15%（低表达）。

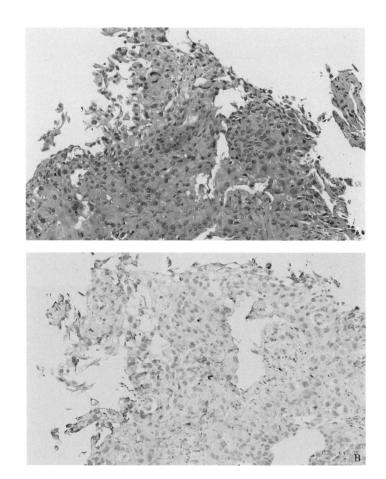

图5-30　鳞状细胞癌的HE染色图（A）和PD-L1 (22C3)免疫组织化学染色图（B）（×200），TPS=15%（低表达）

判读要点：在本病例的PD-L1免疫组织化学染色图中，肿瘤细胞染色较弱，但为明确的膜染色，应纳入TPS评分。

病例 5 鳞状细胞癌。图5-31所示分别为该病例活检组织的HE染色图（A）和PD-L1 (22C3)免疫组织化学染色图（B），TPS=2%（低表达）。

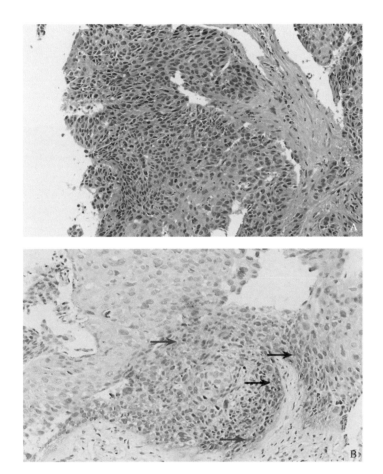

图5-31 鳞状细胞癌的HE染色图（A）和PD-L1 (22C3)免疫组织化学染色图（B）（×200），TPS=2%（低表达）

判读要点：在本病例的PD-L1免疫组织化学染色图中，PD-L1染色模式为颗粒状，部分肿瘤细胞呈颗粒状膜染色［见图5-31（B）黑色箭头所示］，计为阳性肿瘤细胞；大部分肿瘤细胞为颗粒状胞质染色［见图5-31（B）红色箭头所示］，视为非特异性染色，不纳入TPS评分。即肿瘤细胞的颗粒状染色必须在确认为可视且明确的膜染色模式后方可纳入TPS评分。

病例 6 鳞状细胞癌。图 5-32 所示为该病例的 HE 染色图（A）和 PD-L1 (22C3) 免疫组织化学染色图（B），TPS=0（阴性）。

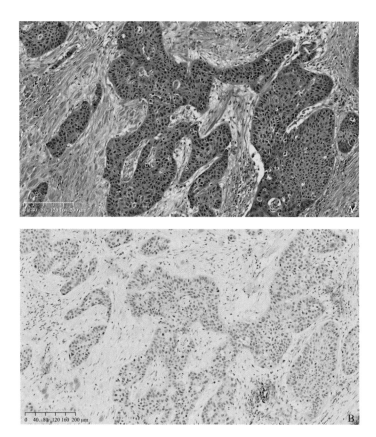

图 5-32 鳞状细胞癌的 HE 染色图（A）及 PD-L1 (22C3) 免疫组织化学染色图（B）（×100），TPS=0（阴性）

判读要点：在本病例的 PD-L1 免疫组织化学染色图中可见少量阳性信号，对照 HE 染色图，阳性信号为肿瘤间质中的成纤维细胞及淋巴细胞的染色所致，不应纳入 TPS 评分，肿瘤细胞未见明确的膜染色。

病例 7　鳞状细胞癌。图 5-33 所示为该病例的 HE 染色图（A）和 PD-L1 (22C3) 免疫组织化学染色图（B），TPS<1%（阴性）。

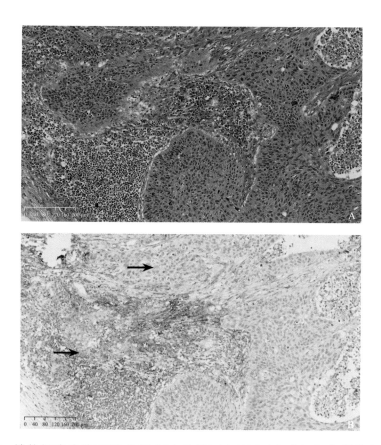

图 5-33　鳞状细胞癌的 HE 染色图（A）和 PD-L1 (22C3) 免疫组织化学染色图（B）（×100），TPS<1%（阴性）

　　判读要点：在本病例的 PD-L1 免疫组织化学染色图中可见部分细胞膜染色，对照 HE 染色图，为肿瘤周围的成纤维细胞、淋巴细胞、浆细胞等非肿瘤细胞的膜染色，不应纳入 TPS 评分；个别肿瘤细胞呈明确的、可视的膜染色 [见图 5-33（B）黑色箭头所示]，应计入阳性肿瘤细胞，总体 TPS < 1%，PD-L1 检测结果判读为阴性。

病例 8   鳞状细胞癌。图5-34所示为该病例的HE染色图（A）和PD-L1 (22C3)免疫组织化学染色图（B），TPS=5%（低表达）。

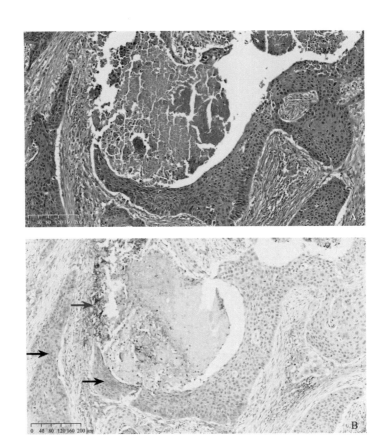

图5-34 鳞状细胞癌的HE染色图（A）和PD-L1 (22C3)免疫组织化学染色图（B）（×100），TPS=5%（低表达）

判读要点：在本病例的PD-L1免疫组织化学染色图中，坏死组织周围见肿瘤细胞呈现染色强度不一、可视的、明确的膜染色［见图5-34（B）中黑色箭头处］，应纳入TPS评分；肿瘤细胞瘤巢中央退变坏死的肿瘤细胞及坏死周围成纤维细胞及巨噬细胞呈强染色［见图5-34（B）中红色箭头处］，不纳入TPS评分。判读PD-L1检测结果时，要在高倍镜下仔细寻找有无肿瘤细胞膜染色，任何强度的、可视且可靠的膜染色均应纳入TPS评分。

病例 9 鳞状细胞癌。图5-35所示为该病例的HE染色图（A）和 PD-L1 (22C3)免疫组织化学染色图（B）；图5-36为与图5-35对应的HE 染色图（A）和PD-L1 (22C3)免疫组织化学染色图（B）的高倍。在图5-36（B）中，PD-L1阳性肿瘤细胞占该图肿瘤细胞总数的5%；而在图5-35（B）整张图片中，TPS=1%（低表达）。

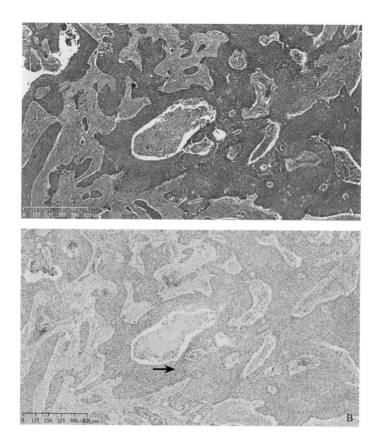

图5-35 鳞状细胞癌的HE染色图（A）和PD-L1 (22C3)免疫组织化学染色图（B）（×40），图（B）中见阳性信号（见图中黑色箭头处）

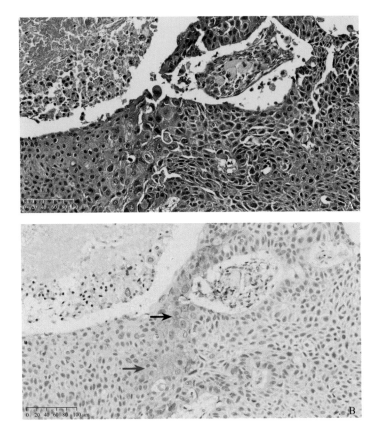

图5-36　与图5-35对应的HE染色图（A）和PD-L1 (22C3)免疫组织化学染色图（B）
（×200）

　　判读要点：在本病例的PD-L1免疫组织化学染色图中，低倍镜下肿瘤细胞巢中央的坏死细胞及间质内的成纤维细胞等非肿瘤细胞成分染色，在TPS评分中应排除；肿瘤区域见少量的阳性信号［见图5-35（B）黑色箭头处］。在高倍镜下，阳性信号部分为明确的膜染色的肿瘤细胞［见图5-36（B）黑色箭头处］，应纳入TPS评分，个别为胞质染色的肿瘤细胞［见图5-36（B）红色箭头处］，不纳入TPS评分。

病例10 鳞状细胞癌。图5-37所示为该病例的HE染色图（A）和PD-L1 (22C3)免疫组织化学染色图（B）；图5-38为与图5-37对应的HE染色图（A）和PD-L1 (22C3)免疫组织化学染色图（B）的高倍。在图5-38（B）中，PD-L1阳性肿瘤细胞占该图片中肿瘤细胞总数的70%；而在图5-37（B）整张图片中TPS=5%（低表达）。

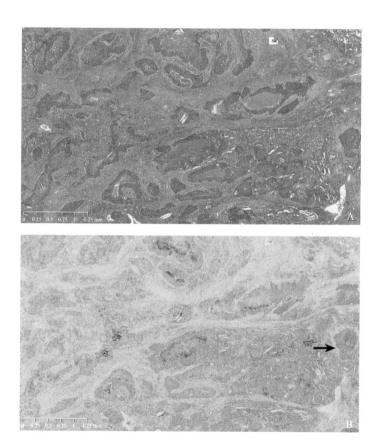

图5-37 鳞状细胞癌的HE染色图（A）和PD-L1 (22C3)免疫组织化学染色图（B）（×200）

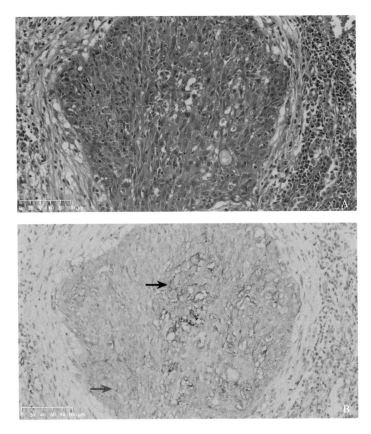

图5-38　与图5-37对应的HE染色图（A）和PD-L1 (22C3)免疫组织化学染色图（B）
（×200）

　　判读要点：在本病例的PD-L1免疫组织化学染色图中，低倍镜下肿瘤细胞巢中央的坏死细胞及间质非肿瘤细胞成分的染色均须排除，不应纳入TPS评分；小灶巢状肿瘤细胞可疑染色［见图5-37（B）黑色箭头处］，容易漏检。在高倍镜下，可疑染色的瘤巢内部分肿瘤细胞呈明确的膜染色［见图5-38（B）黑色箭头处］，应纳入TPS评分；少量肿瘤细胞呈胞质染色［见图5-38（B）红色箭头处］，不应纳入TPS评分。

5.2.2 淋巴上皮癌

病例 1 淋巴上皮癌。图 5-39 所示为该病例的 HE 染色图（A）和 PD-L1 (22C3) 免疫组织化学染色图（B），TPS=40%（低表达）。

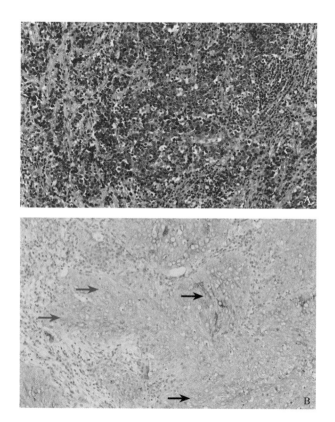

图 5-39 淋巴上皮癌的 HE 染色图（A）和 PD-L1 (22C3) 免疫组织化学染色图（B）（×200），TPS=40%（低表达）

判读要点：淋巴上皮癌常伴有显著的淋巴细胞增生背景，在 PD-L1 免疫组织化学染色图中，肿瘤细胞核大且呈空泡状、异型性显著，可与淋巴细胞鉴别。在本病例的 PD-L1 免疫组织化学染色图中，部分肿瘤细胞呈颗粒状染色，形成强度不一、可视的、明确的膜染色［见图 5-39（B）黑色箭头处］，应纳入 TPS 评分；部分肿瘤细胞胞质呈颗粒状染色，未形成可见的膜染色［见图 5-39（B）红色箭头处］，在 TPS 评分时应排除。

病例 2 淋巴上皮癌。图5-40所示为该病例的HE染色图（A）和
PD-L1 (22C3)免疫组织化学染色图（B），TPS=100%（高表达）。

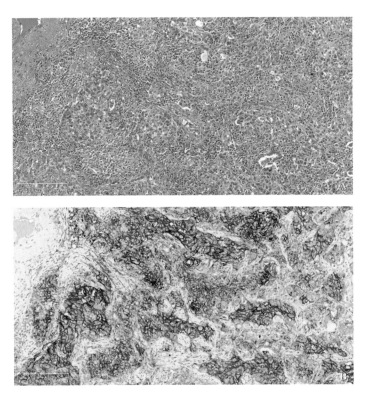

图5-40　淋巴上皮癌的HE染色图（A）和PD-L1 (22C3)免疫组织化学染色图（B）
（×100），TPS=100%（高表达）

　　判读要点： 在本例淋巴上皮癌的背景中有大量的淋巴细胞、浆细胞
等肿瘤相关免疫细胞，对PD-L1检测结果的判读造成极大的干扰。淋
巴上皮癌的肿瘤细胞常呈合体状，核大且呈空泡状，有突出的嗜酸性核
仁，可与肿瘤相关免疫细胞及间质细胞鉴别。在本病例的PD-L1免疫
组织化学染色图中，大多数肿瘤细胞呈现完整的膜染色，部分肿瘤细胞
呈现胞质及胞膜同时染色，只要是可视的、明确的膜染色均应纳入TPS
评分。

病例 3　淋巴上皮癌。图 5-41 所示为该病例的 HE 染色图（A）、p40（B）和 PD-L1 (22C3) 的免疫组织化学染色图（C），TPS=60%（高表达）。

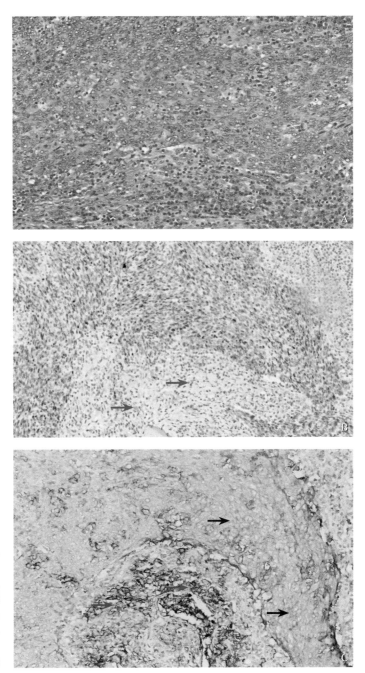

图5-41　淋巴上皮癌的 HE 染色图（A）、p40 免疫组织化学染色图（B）和 PD-L1 (22C3) 免疫组织化学染色图（C）（×200），TPS=60%（高表达）

　　判读要点：在本例淋巴上皮癌的HE染色图中，肿瘤细胞与淋巴细胞混杂存在，应先对照HE染色图明确肿瘤区域后进行PD-L1检测结果判读。然而在部分病例中，即使对照HE染色图，在PD-L1免疫组织化学染色图中仍有一些散在的肿瘤细胞难以与淋巴细胞鉴别。在此种情况下，可以对照肿瘤细胞特异性的免疫组织化学标志物定位肿瘤细胞区域。本例淋巴上皮癌PD-L1免疫组织化学染色图中，一部分明确为肿瘤成分的细胞呈强弱不等的PD-L1膜染色［如图5-41（C）黑色箭头所示］，另一部分膜强染色的阳性细胞难以识别是肿瘤细胞还是淋巴细胞等非肿瘤细胞成分［如图5-41（C）红色箭头所示］。对照p40免疫组织化学染色图，定位该区域得知这些难以识别的细胞区域实为非肿瘤区域，为间质成分及淋巴细胞［见图5-41（B）红色箭头所示］，不能纳入TPS评分。

5.3　大细胞癌 PD-L1 判读

病例 1　　大细胞癌。图5-42所示为该病例的HE染色图（A）和 PD-L1 (22C3)免疫组织化学染色图（B），TPS=90%（高表达）。

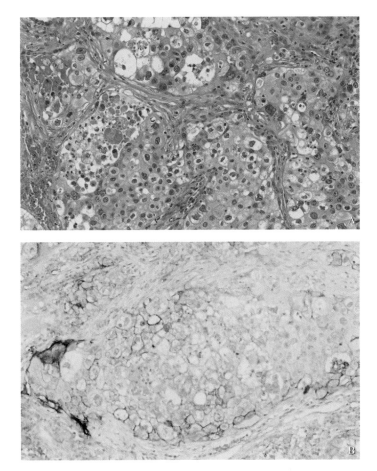

图5-42　大细胞癌的HE染色图（A）和PD-L1 (22C3)免疫组织化学染色图（B）（×200），TPS=90%（高表达）

判读要点：在本病例的PD-L1免疫组织化学染色图中，肿瘤细胞呈现中等至强的部分或完整膜染色，均应纳入TPS评估。

病例 2 大细胞癌。图5-43所示为该病例的HE染色图（A）和PD-L1 (22C3)免疫组织化学染色图（B），TPS=100%（高表达）。

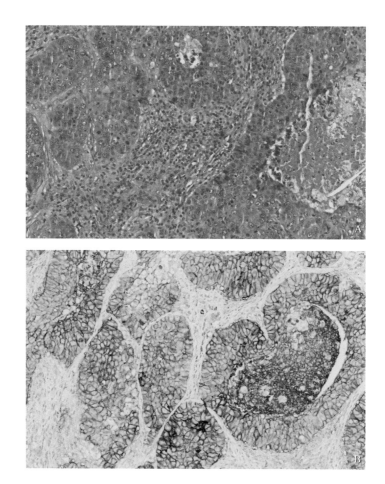

图5-43 大细胞癌的HE染色图（A）和PD-L1 (22C3)免疫组织化学染色图（B）（×200），TPS=100%（高表达）

判读要点：在本病例的PD-L1免疫组织化学染色图中，肿瘤细胞呈现强的、完整的膜染色，部分细胞呈胞质与胞膜同时染色，胞质染色应视为非特异性染色，存在可视的、明确的膜染色即可评为阳性肿瘤细胞，纳入TPS评分；瘤巢中央坏死细胞的非特异性染色应在TPS评分时排除。

病例 3　　大细胞癌。图5-44所示为该病例的HE染色图（A）和 PD-L1 (22C3)免疫组织化学染色图（B），TPS=20%（低表达）。

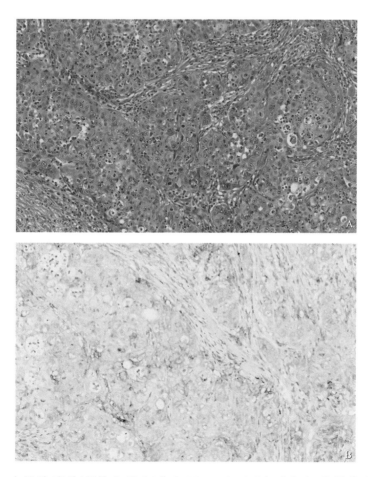

图5-44　大细胞癌的HE染色图（A）和PD-L1 (22C3)免疫组织化学染色图（B）（×200），TPS=20%（低表达）

判读要点：在本病例的PD-L1免疫组织化学染色图中，少数肿瘤细胞呈现较弱至中等强度的膜染色，任何强度的、可靠且明确的膜染色均应纳入TPS评分。

5.4　腺鳞癌 PD-L1 判读

病例1　腺鳞癌。图5-45所示为该病例的HE染色图（A）和PD-L1 (22C3)免疫组织化学染色图（B），TPS=40%（低表达）。

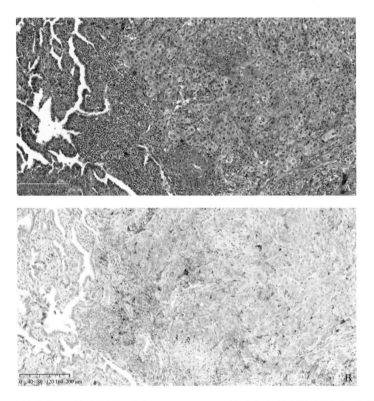

图5-45　腺鳞癌的HE染色图（A）和PD-L1 (22C3)免疫组织化学染色图（B）（×100），TPS=40%（低表达）

判读要点：腺鳞癌包含腺癌和鳞状细胞癌两种成分，进行PD-L1检测结果判读时，两种肿瘤细胞成分均为评估对象，均计入肿瘤细胞总数。本例腺鳞癌PD-L1免疫组织化学染色图中，腺癌细胞未见膜染色，而鳞状细胞癌部分肿瘤细胞呈现弱至中等强度的膜染色，计为PD-L1阳性肿瘤细胞。根据PD-L1 TPS评分公式，该病例的TPS(%)=PD-L1阳性肿瘤细胞数/（腺癌肿瘤细胞数+鳞状细胞癌肿瘤细胞数）×100%；因本病例

所有 PD-L1 阳性肿瘤细胞为鳞状细胞癌细胞，较为特殊，可在该病例的
PD-L1 检测结果报告中加以备注：该病例的 PD-L1 阳性肿瘤细胞均为鳞
状细胞癌成分，PD-L1 阳性肿瘤细胞数占鳞状细胞癌肿瘤细胞数的 60%，
占腺鳞癌肿瘤细胞数的 40%。

病例2 腺鳞癌。图5-46所示为该病例的HE染色图（A）和PD-L1 (22C3)免疫组织化学染色图（B），TPS=0（阴性）。

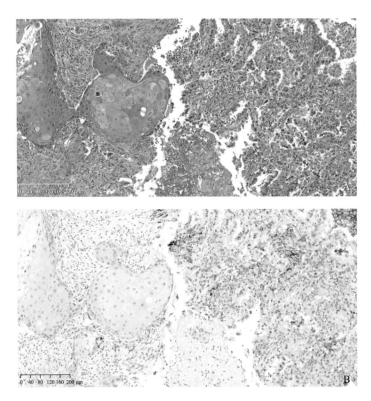

图5-46 腺鳞癌的HE染色图（A）和PD-L1 (22C3)免疫组织化学染色图（B）（×100），TPS=0（阴性）

判读要点：在本病例的PD-L1免疫组织化学染色图中，鳞状细胞癌区域的肿瘤细胞未见膜染色，腺癌区域见阳性信号；对照HE染色图，膜染色细胞均为肺泡腔内巨噬细胞及淋巴细胞等肿瘤相关的免疫细胞，不纳入TPS评分。

5.5 肉瘤样癌 PD-L1 判读

病 例 1   肉瘤样癌。图5-47所示为该病例的HE染色图（A）和
PD-L1 (22C3) 免疫组织化学染色图（B），TPS=95%（高表达）。

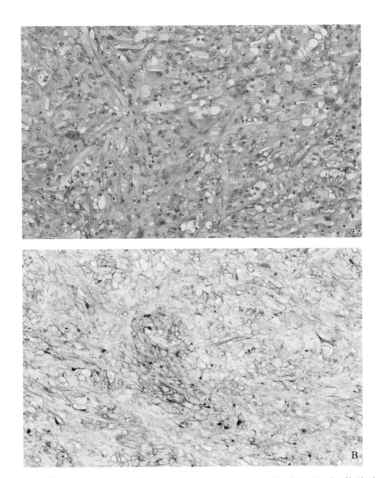

图5-47   肉瘤样癌的HE染色图（A）和PD-L1 (22C3)免疫组织化学染色图（B）
（×200），TPS=95%（高表达）

判读要点：大多数肿瘤细胞染色呈强弱不均一、明确的、完整的或
部分细胞膜染色，均应纳入TPS评分。

病例 2 　肉瘤样癌。图5-48所示为该病例的HE染色图（A）和 PD-L1 (22C3)免疫组织化学染色图（B），TPS=100%（高表达）。

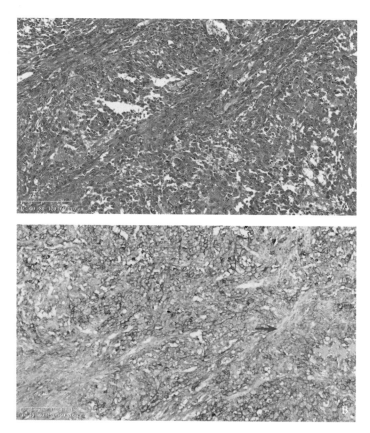

图5-48　肉瘤样癌的HE染色图（A）和PD-L1 (22C3)免疫组织化学染色图（B）（×100），TPS=100%（高表达）

判读要点： 肉瘤样癌细胞染色常呈现核大而不规则，染色质粗块状，核仁明显，在PD-L1免疫组织化学染色图中较容易识别，若肿瘤细胞成分为梭形细胞时，要注意与促纤维反应性间质成分中的成纤维细胞相鉴别，成纤维细胞的细胞核常呈卵圆形，或星形等，缺乏异型性，有助于鉴别［见图5-48（B）红色箭头所示］。

病例 3　肺母细胞瘤。图5-49所示为该病例的HE染色图（A）和PD-L1 (22C3)免疫组织化学染色图（B），TPS=0（阴性）。

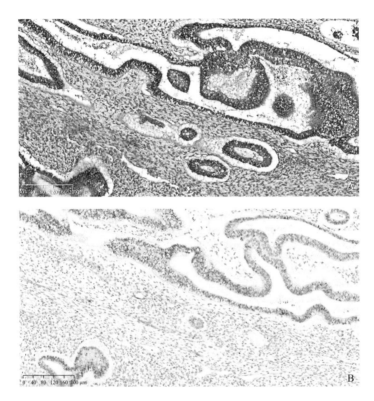

图5-49　肺母细胞瘤的HE染色图（A）和PD-L1 (22C3)免疫组织化学染色图（B）（×100），TPS=0（阴性）

　　判读要点：肺母细胞瘤为低级别胎儿型腺癌和原始间充质成分构成的双向性恶性肿瘤，两种细胞成分均应纳入肿瘤细胞总数评估。在本病例的PD-L1免疫组织化学染色图中，见少量原始间充质细胞呈胞质染色，未见明确的膜染色，不纳入TPS评分。

5.6 NUT癌PD-L1判读

病例 1 NUT癌。图5-50所示为该病例的HE染色图（A）、NUT（B）和PD-L1 (22C3)免疫组织化学染色图（C），TPS=15%（低表达）。

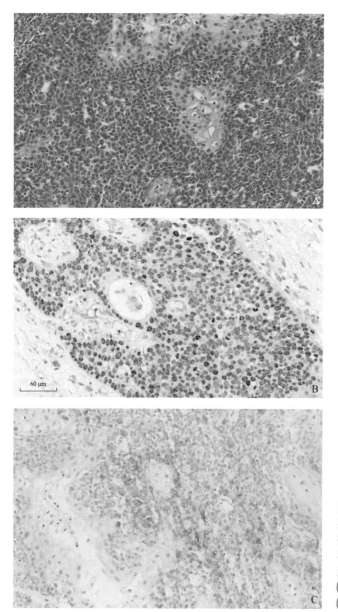

图5-50 NUT癌 的HE染 色 图（A）、NUT免疫组织化学染色图（B）和PD-L1 (22C3)免疫组织化学染色图（C）（×200），TPS=15%（低表达）

　　判读要点：NUT癌由巢片状分布的小至中等大小，未分化、形态单一的肿瘤细胞构成，常见突然角化的现象，需要与淋巴细胞鉴别。在PD-L1免疫组织化学染色图中，肿瘤细胞与淋巴细胞难以鉴别，可加做NUT、CK、LCA等免疫组织化学标志物定位肿瘤细胞成分。在本例PD-L1免疫组织化学染色图中，可见中等强度的膜染色细胞，对照HE染色图和NUT免疫组织化学染色图，这些阳性细胞位于突然角化区域周围，且免疫组织化学染色NUT阳性，可明确其为肿瘤细胞，应纳入TPS评分。

非小细胞肺癌 PD-L1 判读常见问题解析

PD-L1判读的准确性除了受肿瘤本身特性的影响外，还受到肿瘤微环境中组织/巨噬细胞、淋巴细胞、中性粒细胞等非肿瘤性细胞成分及肿瘤间质成分的影响和干扰。本章节主要展示临床工作中常见的 PD-L1 判读的疑难病例，并针对常见问题进行解析。

6.1 肿瘤细胞PD-L1免疫组织化学染色常见的阳性模式

病例 1 浸润性腺癌。图6-1所示为浸润性腺癌活检标本的HE染色图（A）和PD-L1 (22C3)免疫组织化学染色图（B），TPS=20%（低表达）。

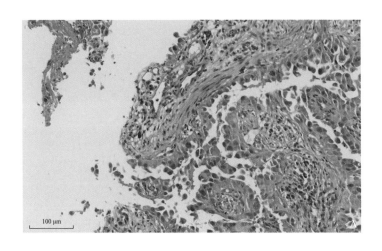

100 μm

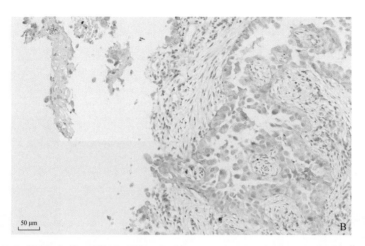

图6-1　浸润性腺癌的HE染色图（A）和PD–L1 (22C3)免疫组织化学染色图（B）（×200），TPS=20%（低表达）

　　判读要点：本病例被诊断为浸润性腺癌。在该病例的PD–L1免疫组织化学染色图中，大多数肿瘤细胞呈弱的、基底膜染色，未见完整膜染色。根据判读标准，无论染色强度，只要是可视的、明确的、部分或完整的肿瘤细胞膜染色，都判读为阳性肿瘤细胞。

病例 2 鳞状细胞癌。图6-2所示为该病例的HE染色图（A）和
PD-L1 (22C3)免疫组织化学染色图（B），TPS=60%（高表达）。

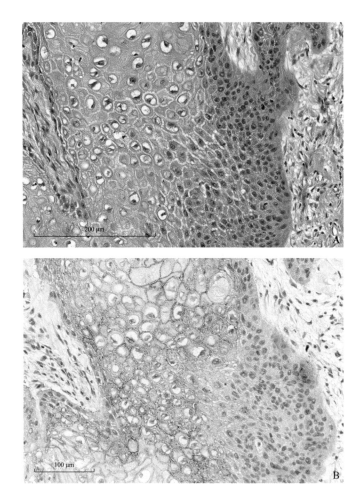

图6-2 鳞状细胞癌的HE染色图（A）和PD-L1 (22C3)免疫组织化学染色图（B）
（×200），TPS=60%（高表达）

注：本图片由Dako公司提供

判读要点：在本病例的PD-L1免疫组织化学染色图片中，棘层的肿
瘤细胞呈现清晰的膜染色，并且细胞间桥部位呈颗粒状染色，而基底层
的肿瘤细胞呈阴性。根据判读标准，只要是可视的、明确的细胞膜染色，
就应该计为阳性肿瘤细胞，纳入TPS评分。

病例 3　　鳞状细胞癌。图6-3所示为该病例活检标本的HE染色图（A）和PD-L1 (22C3)免疫组织化学染色图（B），TPS=55%（高表达）。

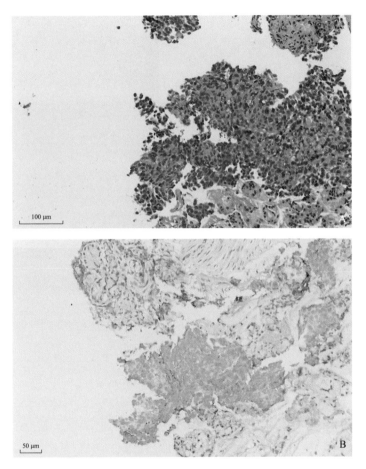

图6-3　鳞状细胞癌的HE（A）染色图和PD-L1 (22C3)免疫组织化学染色图（B）（×200），TPS=55%（高表达）

　　判读要点：本病例的PD-L1免疫组织化学染色模式为颗粒状染色，排除肿瘤细胞胞质染色后，存在明确的肿瘤细胞膜颗粒状染色，应纳入阳性肿瘤细胞。即当PD-L1免疫组织化学染色模式为颗粒状染色时，胞质颗粒状染色判读为非特异性染色；若肿瘤细胞存在明确的膜颗粒状染色时应判读为阳性肿瘤细胞，纳入TPS评分。

6.2　PD-L1免疫组织化学染色判读常见的干扰因素

病例 1　鳞状细胞癌。图6-4和图6-5所示为该病例新辅助治疗后不同瘤床的HE染色图（A）和PD-L1 (22C3)免疫组织化学染色图（B），TPS=100%（高表达）。

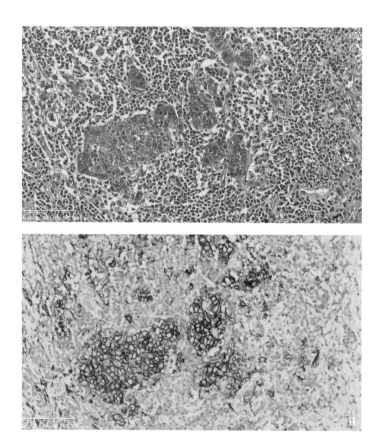

图6-4　鳞状细胞癌经新辅助治疗后，瘤床的HE染色图（A）和PD-L1 (22C3)免疫组织化学染色图（B）（×200），TPS=100%（高表达）

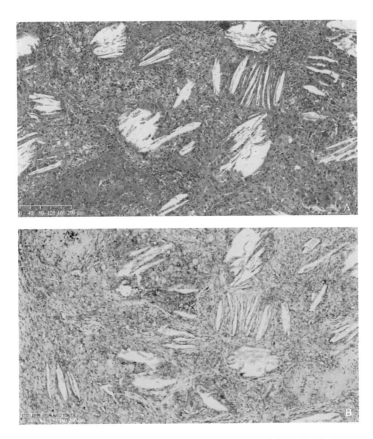

图6-5　鳞状细胞癌经新辅助治疗后，其他瘤床区域的HE染色图（A）和PD–L1 (22C3)免疫组织化学染色图（B）（×100）

　　判读要点：图6-4和图6-5所示为同一新辅助治疗后手术切除标本的不同瘤床区域。图6-4（A）所示瘤床区域残留少量的肿瘤细胞伴有显著的淋巴细胞、浆细胞浸润；图6-4（B）所示肿瘤细胞呈完整的膜染色，应纳入TPS评分。图6-5（A）所示为该病例新辅助治疗后的其他瘤床区域，该区域未见肿瘤细胞残留，图6-5（B）所示染色细胞均为新辅助治疗反应中增生的淋巴细胞、浆细胞、巨噬细胞及胆固醇结晶，均不能纳入TPS评分。

病例 2 浸润性腺癌。图6-6所示为该例的HE染色图（A）和PD-L1 (22C3)免疫组织化学染色图（B），TPS=100%（高表达）。

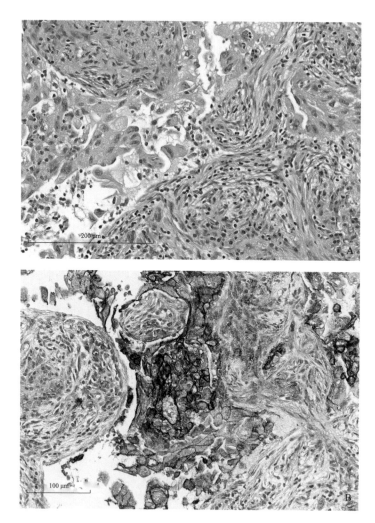

图6-6 浸润性腺癌的HE染色图（A）和PD-L1 (22C3)免疫组织化学染色图（B）（×200），TPS=100%（高表达）

注：本例图片由Dako公司提供

判读要点：判读PD-L1 (22C3)免疫组织化学染色图时，肿瘤细胞呈胞质和胞膜同时染色，胞质染色应视为非特异性染色，不纳入TPS评分；仅将存在可视的、明确膜染色的肿瘤细胞纳入TPS评分。

病例 3　浸润性腺癌。图6-7至图6-9所示为同一病例不同区域的HE染色图（A）和PD-L1 (22C3)免疫组织化学染色图（B）。在图6-7（B）中可见部分肿瘤细胞呈膜着色，应纳入TPS评分；另外部分为腺腔内坏死细胞，则呈现非特异性着色，不计入TPS评分。在图6-8（B）中，依据HE染色图，在PD-L1 (22C3)免疫组织化学染色图中的肺泡腔内膜PD-L1染色的细胞为巨噬细胞，不应纳入PD-L1阳性细胞。在图6-9的PD-L1 (22C3)免疫组织化学染色图（B）中，多数PD-L1阳性细胞为浸润的淋巴细胞［见图6-9（B）红色箭头处］，不应纳入TPS评分；少量为肿瘤细胞膜染色［见图6-9（B）黑色箭头处］，应纳入TPS评分，TPS=10%（低表达）。

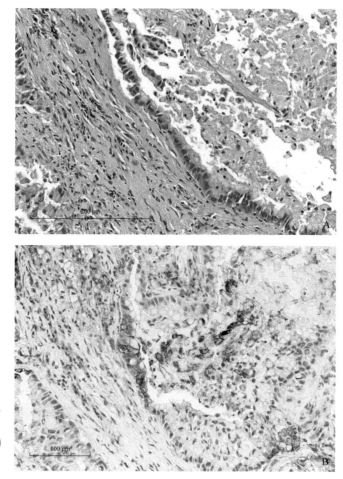

图6-7　浸润性腺癌的HE染色图（A）和PD-L1 (22C3)免疫组织化学染色图（B）(×200)

注：本图片由Dako公司提供

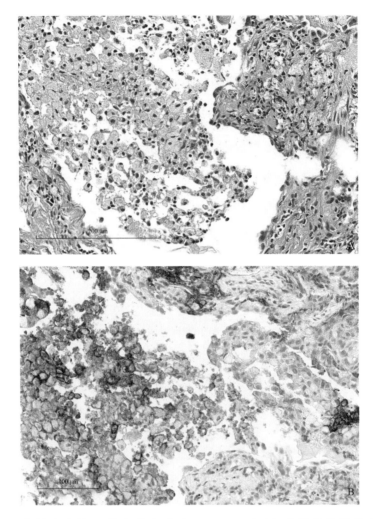

图6-8 浸润性腺癌的HE染色图（A）和PD–L1 (22C3)免疫组织化学染色图（B）
（×200）

注：本图片由Dako公司提供

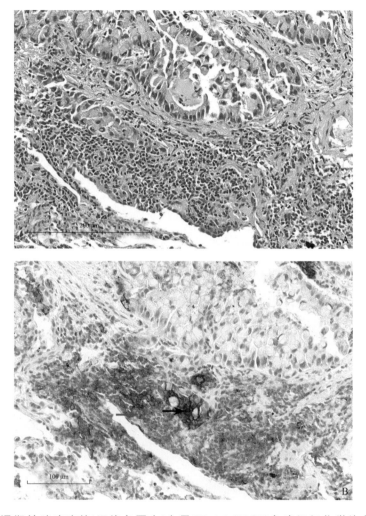

图6-9 浸润性腺癌病的HE染色图（A）及PD-L1 (22C3)免疫组织化学染色图（B）
（×200），TPS=10%（低表达）

注：本图由Dako公司提供

　　判读要点：图6-7至图6-9为同一肺浸润性腺癌标本的染色图。在
TPS评分时，先在HE染色图中确认肿瘤区域，并在PD-L1免疫组织化学
染色图中，确认具有明确的、可视的、可靠膜染色的肿瘤细胞才能纳入
阳性肿瘤细胞。肿瘤细胞周围的淋巴细胞、间质细胞等非肿瘤细胞成分
的膜染色需注意识别，并排除在TPS评分外。

病例 4 浸润性腺癌。图6-10所示为该病例的HE染色图（A）和PD-L1 (22C3)免疫组织化学染色图（B），TPS=40%（低表达）。

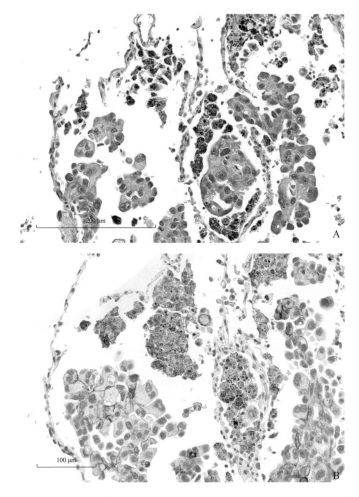

图6-10　浸润性腺癌的HE染色图（A）和PD-L1 (22C3)免疫组织化学染色图（B），TPS=40%（低表达）（×200）

注：本图片由Dako公司提供

判读要点：本病例为浸润性腺癌的活检标本，在HE染色图中，肺泡腔内除了肿瘤细胞外，还可见富含棕黄色色素颗粒沉着的巨噬细胞。在PD-L1免疫组织化学染色图中，要注意识别这些巨噬细胞内的色素颗粒，不要误认为是肿瘤细胞的阳性染色。

病例 5　浸润性腺癌。图6-11所示为该病例的HE染色图（A）、CK（B）和PD-L1 (22C3)免疫组织化学染色图（C），TPS=10%（低表达）。

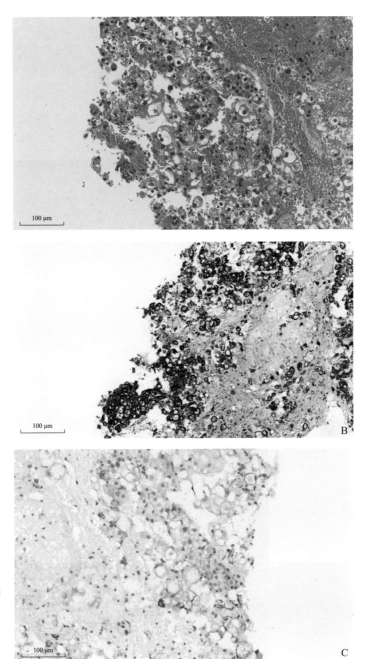

图6-11　浸润性腺癌测的HE染色图（A）、CK免疫组织化学染色图（B）和PD-L1 (22C3)免疫组织化学染色图（C）（×200），TPS=10%（低表达）

　　判断要点：该病例为肺浸润性腺癌。在HE染色图中，肿瘤细胞的胞质丰富、透亮，细胞核小而缺乏显著异型性，形态上与巨噬细胞难以鉴别。在这种情况下，可借助AE1/AE3、CD68等免疫组织化学标志物加以鉴别。

病例 6 微乳头型浸润性腺癌。图6-12所示为该病例的HE染色图（A）和PD-L1 (22C3)免疫组织化学染色图（B），TPS < 1%（阴性）。

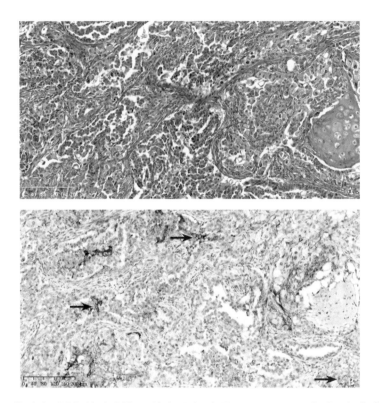

图6-12 微乳头型浸润性腺癌的HE染色图（A）及PD-L1 (22C3)免疫组织化学染色图（B）（×100），TPS < 1%（阴性）

判读要点：在本病例HE染色图中，肺泡腔内呈微乳头结构的肿瘤细胞与巨噬细胞混杂存在，在PD-L1免疫组织化学染色图中有阳性信号，对照HE染色图，该阳性信号为巨噬细胞及间质的成纤维细胞膜染色，不应纳入TPS评分；仅个别肿瘤细胞呈现明确的膜染色，TPS < 1%。另外，本病例的PD-L1免疫组织化学染色图呈现部分肿瘤细胞细胞核弱阳性，核染色的具体机制还不是很清楚，有研究[26]表明，在乳腺癌细胞中，PD-L1的细胞核定位与组织处理方案不当有关。因此，在肺癌标本中出现PD-L1核染色时，应先检查组织处理以及染色流程，必要时重复染色。

6.3 PD-L1免疫组织化学染色判读困难病例常见解决对策

病例 1 肉瘤样癌。图6-13所示为该病例的HE染色图（A）和PD-L1 (22C3)免疫组织化学染色图（B），TPS=20%（低表达）。

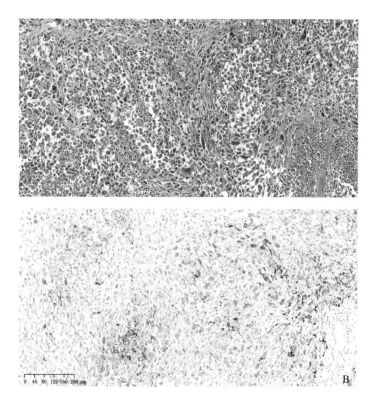

图6-13 肉瘤样癌的HE染色图（A）和PD-L1 (22C3)免疫组织化学染色图（B）（×100），TPS=20%（低表达）

判读要点：该病例为肉瘤样癌，在HE染色图中部分肿瘤细胞呈现巨细胞形态，异型性显著，且细胞之间失黏附，与背景中的巨噬细胞、淋巴细胞及浆细胞等肿瘤相关免疫细胞混杂存在，肿瘤细胞具有多形性及显著核仁，可以与免疫细胞相鉴别。但部分病例在免疫组织化学切片中难以区分阳性细胞是肿瘤细胞还是巨噬细胞，遇到此情况加做AE1/AE3、CD68及LCA等免疫组织化学标志物可辅助鉴别，以实现PD-L1检测结果的准确判读。

病例 2　肉瘤样癌。图6-14所示为该病例的HE染色图（A）和 PD-L1 (22C3)免疫组织化学染色图（B），TPS无法判读。图6-15所示为 该病例的PD-L1 (22C3)免疫组织化学染色复染图，TPS=100%（高表达）。

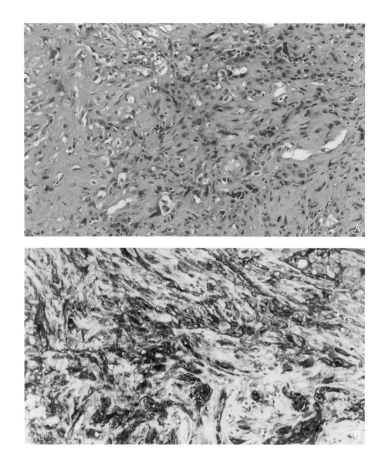

图6-14　肉瘤样癌的HE染色图（A）和PD-L1 (22C3)免疫组织化学染色图（B） （×100），TPS无法判读

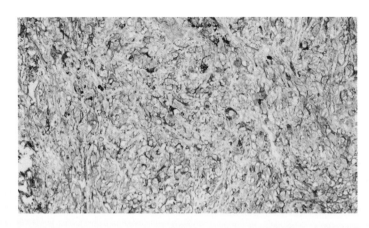

图6-15　肉瘤样癌的PD-L1 (22C3)免疫组织化学染色复染图（×100），TPS=100%（高表达）

判读要点：本病例为肉瘤样癌，在HE染色图中部分肿瘤细胞呈梭形，需要明确肿瘤细胞的成分后再进行TPS评分。在PD-L1免疫组织化学染色图中，肿瘤细胞的胞质染色强，胞质染色覆盖了胞膜染色，未见可靠的膜染色。此病例整体染色强度较强，肿瘤细胞PD-L1 TPS难以判读，应明确PD-L1免疫组织化学染色过程是否符合规范化染色流程后再重新评估，必要时进行PD-L1免疫组织化学复染。本病例复染后，肿瘤细胞呈清晰的、完整的膜染色模式，可计入阳性肿瘤细胞。

病例 3　肉瘤样癌。图6-16所示为该病例的HE染色图（A）和PD-L1 (22C3)免疫组织化学染色图（B），TPS无法判读。图6-17所示为本病例的PD-L1 (22C3)免疫组织化学染色复染图，TPS=0（阴性）。

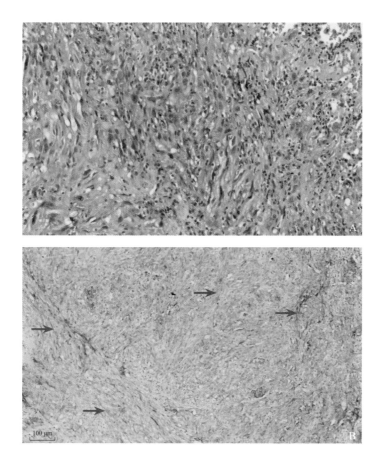

图6-16　肉瘤样癌的HE染色图（A）和PD-L1 (22C3)免疫组织化学染色图（B）（×200），TPS无法判读

图6-17　肉瘤样癌的PD-L1 (22C3)免疫组织化学染色复染图（×100），TPS=0（阴性）

判读要点：本病例为肉瘤样癌，在HE染色图中肿瘤细胞呈梭形细胞癌形态，背景富含淋巴细胞、浆细胞等免疫细胞，须对照HE染色图进行PD-L1 TPS评分。在PD-L1免疫组织化学染色图中，肿瘤细胞部分呈现可视的胞质染色，部分呈现难以明确的胞质染色或膜染色［见图6-16（B）红色箭头处］，难以做出TPS评分，因此该病例需重新进行PD-L1免疫组织化学染色。图6-17所示为PD-L1免疫组织化学复染后，图中肿瘤细胞未见明确的膜染色，仅见少量的肿瘤细胞呈现胞质阳性，不纳入PD-L1检测结果评估。若遇上述情况，可更换蜡块或多个蜡块进行PD-L1免疫组织化学染色，以明确PD-L1的表达状态。

7 非小细胞肺癌细胞块石蜡标本 PD-L1 检测结果判读

临床工作中，中晚期非小细胞肺癌（NSCLC）患者就诊时已经失去手术机会，无法获得手术病理标本，只能获取活检和细胞学标本。细胞学标本如果沉淀较多，可以制成细胞块标本，用于免疫组织化学、荧光原位杂交（fluorescence in situ hybridization, FISH）、聚合酶链式反应（polymerase chain reaction, PCR）和二代测序（next-generation sequencing, NGS）等各种检测[27]。目前，多项研究[28—29]对细胞块用于 PD-L1 免疫组织化学检测进行了探索，进一步证实细胞学石蜡包埋标本与组织学标本的 PD-L1 表达具有很好的一致性。加拿大的 PD-L1 检测指南[30]中指出，细胞学标本获取后应立即按照活检标本采用 10% 的福尔马林缓冲液固定，离心处理后获得的石蜡包埋标本，其本质上等同于活检标本，可以按照活检标本的流程应用细胞块标本进行 PD-L1 检测。

7.1 细胞块石蜡标本 PD-L1 检测可行性分析

我们既往的研究中纳入了 112 例 NSCLC 患者的细胞块石蜡样本及配对手术样本，发现手术样本和细胞块样本 PD-L1 免疫组织化学检测结果判读具有高度一致性，尤其是随着细胞块石蜡样本中肿瘤细胞数量的增加，配对样本间 PD-L1 表达的一致性越高[31]。

病例 1　NSCLC。图7-1所示为该病例手术标本的HE染色图（A）和PD-L1 (22C3)免疫组织化学染色图（B），TPS=95%。图7-2所示为图7-1配对的细胞块标本的HE染色图（A）和PD-L1 (22C3)免疫组织化学染色图（B），TPS=90%。细胞块标本与手术标本PD-L1检测结果判读一致性较高。

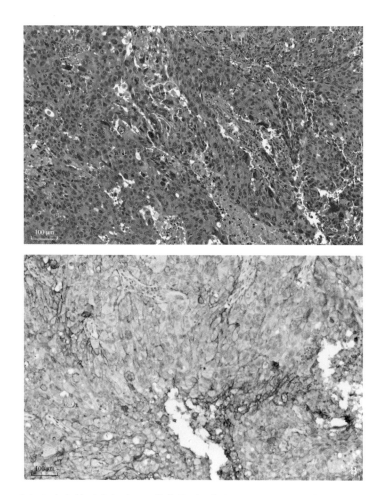

图7-1　NSCLC患者的手术标本HE染色图（A）和PD-L1 (22C3)免疫组织化学染色图（B）（×200），TPS=95%

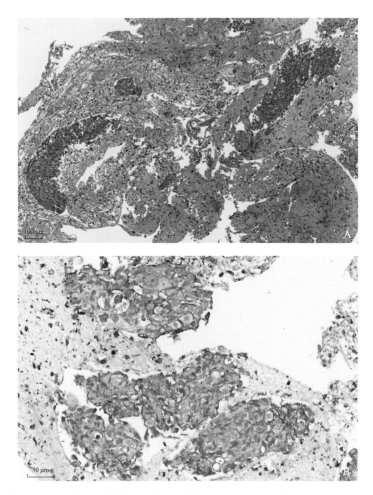

图7-2　为图7-1配对的细胞块标本的HE染色图（A，×200）和PD-L1 (22C3)免疫组织化学染色图（B，×400），TPS=90%

注：细胞块标本与手术标本PD-L1检测结果判读一致性较高

病例 2 NSCLC。图7-3所示为该病例手术标本的HE染色图（A）和PD-L1 (22C3)免疫组织化学染色图（B），TPS=90%；图7-4所示为图7-3配对的细胞块标本的HE染色图（A）和PD-L1 (22C3)免疫组织化学染色图（B），TPS=80%。细胞块标本与手术标本PD-L1的检测结果判读一致性较高。

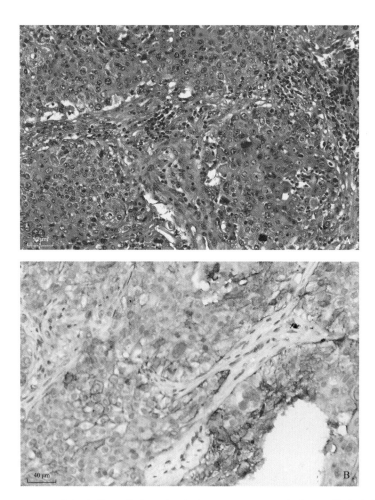

图7-3 NSCLC手术标本的HE染色图（A）和PD-L1 (22C3)免疫组织化学染色图（B）（×400），TPS=90%

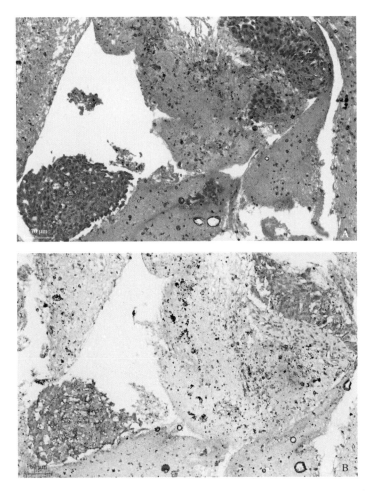

图7-4　为图7-3配对的细胞块标本的HE染色图（A）和PD-L1 (22C3)免疫组织化学染色图（B）(×400)，TPS=80%

注：细胞块标本与手术标本PD-L1检测结果判读一致性较高

7.2 非小细胞肺癌细胞块标本PD-L1检测结果判读示例

我们在日常工作中探索了应用细胞块进行PD-L1检测的可行性，具体操作流程如下：① 细胞学标本经福尔马林固定液固定，离心处理后进行石蜡包埋后切片；② HE染色镜下诊断NSCLC，且肿瘤细胞数≥100个后进行PD-L1免疫组织化学检测；③ PD-L1判读。在判读PD-L1检测结果时，由于细胞块的肿瘤细胞缺乏组织学结构，分布散在，背景中含有较多的正常上皮细胞、组织细胞、间皮细胞、淋巴细胞和中性粒细胞等非肿瘤细胞成分，且这些正常细胞与肿瘤细胞常形态相似，在PD-L1免疫组织化学染色切片内难以鉴别，严重干扰肿瘤细胞PD-L1检测结果的判读，需要借助TTF-1、NapsinA、p40、CK5/6等免疫标志物定位肿瘤细胞，以提高PD-L1检测结果判读的准确性。本节主要展示细胞块PD-L1免疫组织化学结果判读的要点及注意事项。

7.2.1　腺癌 PD-L1 检测结果判读

病例 1　肺腺癌。图7-5所示（A）为液基细胞学HE染色图；（B）为细胞块HE染色图；（C）为TTF-1 (SPT24)免疫组织化学染色图；（D）为PD-L1 (22C3)免疫组织化学染色图。TPS=90%。

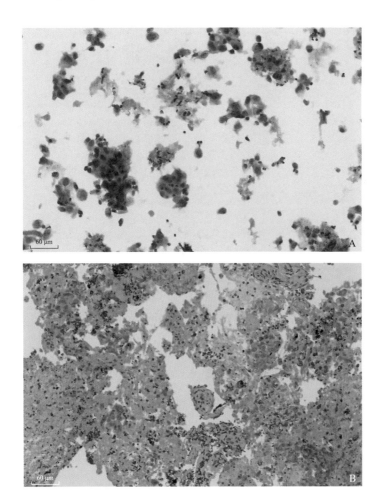

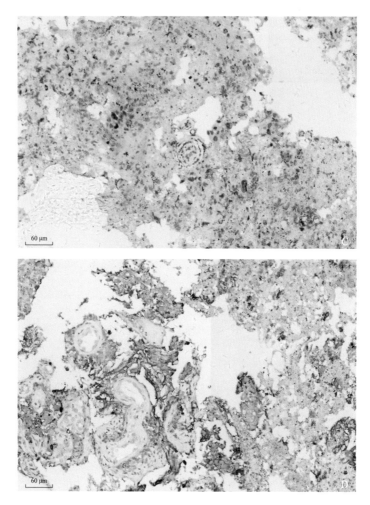

图7-5　肺腺癌，（A）液基细胞学HE染色图；（B）细胞块HE染色图；（C）TTF-1 (SPT24) 免疫组织化学染色图；（D）PD-L1 (22C3) 免疫组织化学染色图（×400）。TPS= 90%

判读要点：该病例HE中成分复杂，炎症背景杂乱，在PD-L1 (22C3) 检测结果判读时，对照细胞块HE染色图及TTF-1 (SPT24) 免疫组织化学染色图，将炎性渗出、坏死肿瘤细胞、淋巴细胞等成分的非特异性染色排除在TPS评分外。

病例 2　　肺腺癌。在图7-6中,（A）为液基细胞学HE染色图,（B）为细胞块HE染色图,（C）为TTF-1 (SPT24)免疫组织化学染色图,（D）为PD–L1 (22C3)免疫组织化学染色图。TPS=30%。

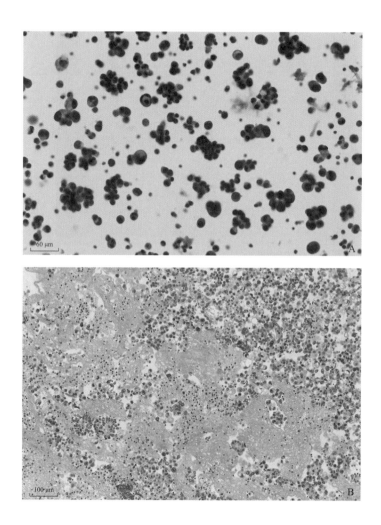

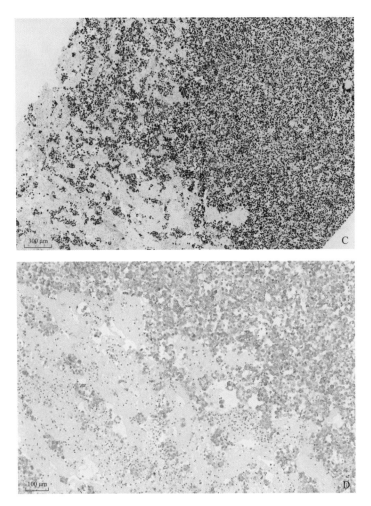

图7-6 肺腺癌,（A）液基细胞学HE染色图（×200）;（B）细胞块 HE染色图（×200）;（C）TTF-1 (SPT24)免疫组织化学染色图（×100）;（D）PD-L1 (22C3)免疫组织化学染色图（×200）。TPS=30%

判读要点：本病例肿瘤细胞丰富，背景中仅有少量的淋巴细胞、组织细胞等非肿瘤细胞成分，应对照HE染色图和TTF-1 (SPT24)免疫组织化学染色图，将膜阳性肿瘤细胞数作为分子，所有肿瘤细胞纳入肿瘤细胞总数作为分母，以准确评估肿瘤细胞PD-L1检测结果。

病例 3　　　肺腺癌。在图7-7中,(A)为液基细胞学HE染色图,
(B)为细胞块HE染色图,(C)为TTF-1 (SPT24)免疫组织化学染色图,
显示淋巴细胞显著增生,背景内有少量核大异型腺癌成分,(D)为PD-
L1 (22C3)免疫组织化学染色图,显示肿瘤细胞阳性。TPS=40%。

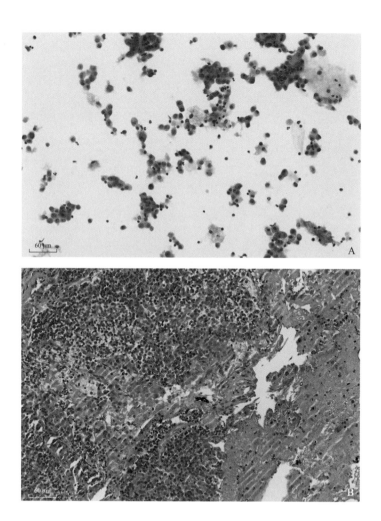

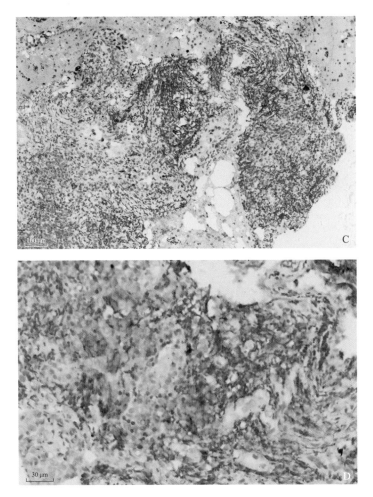

图7-7　肺腺癌，（A）液基细胞学HE染色图（×200）;（B）细胞块 HE染色图（×200）；（C）TTF-1 (SPT24) 免疫组织化学染色图（×200），显示淋巴细胞显著增生，背景内有少量核大异型腺癌成分;（D）PD-L1 (22C3) 免疫组织化学染色图（×400），显示肿瘤细胞阳性。TPS=40%

　　判读要点：本病例的细胞块标本中淋巴组织背景显著，肿瘤性上皮细胞巢较少，肿瘤细胞丰富的细胞质可以鉴别淋巴细胞。肿瘤细胞周围的淋巴细胞见少量膜染色，需排除 TPS评分，联合TTF-1(SPT24)免疫组织化学染色可以定位腺癌细胞成分，有助于 PD-L1 免疫组织化学结果判读。

病例 4 肺腺癌。在图7-8中，（A）为液基细胞学HE染色图，（B）为细胞块 HE染色图，（C）为TTF-1 (SPT24)免疫组织化学染色图，（D）为PD-L1 (22C3)免疫组织化学染色图。TPS=10%。

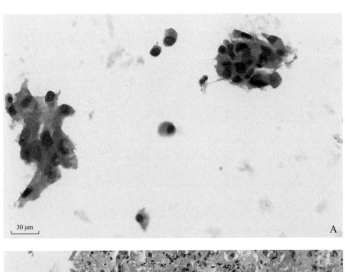

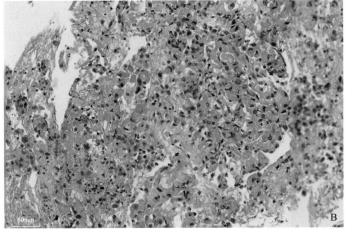

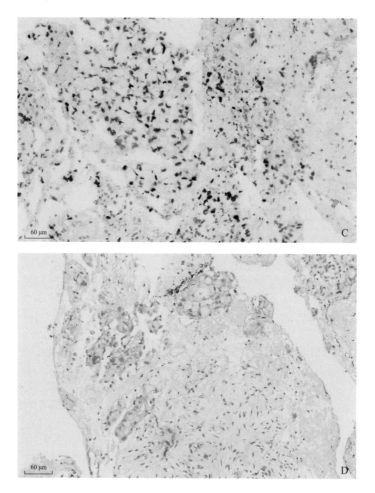

图7-8 肺腺癌，（A）液基细胞学HE染色图（×400）；（B）细胞块 HE染色图（×200）；（C）TTF-1 (SPT24) 免疫组织化学染色图（×200）；（D）PD-L1 (22C3) 免疫组织化学染色图（×400）；TPS=10%

　　判读要点：本病例的肿瘤细胞呈富含黏液的印戒细胞形态，从PD-L1免疫组织化学染色图中不难识别肿瘤细胞。图中部分肿瘤细胞呈较弱的膜染色，根据PD-L1判读标准，无论染色的强度，只要是可视的、明确的、完整的或部分膜着色的肿瘤细胞均应纳入评分。

病例 5　肺腺癌。在图7-9中,(A)为液基细胞学HE染色图,
(B)为细胞块 HE 染色图,(C)为TTF-1 (SPT24)免疫组织化学染色图,
(D)为PD-L1 (22C3)免疫组织化学染色图。TPS=30%。

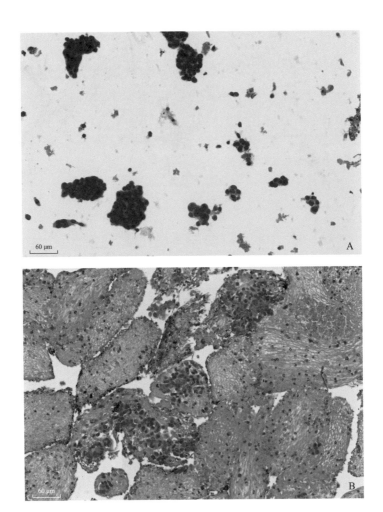

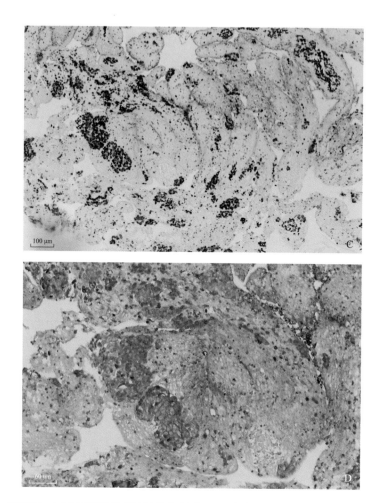

图7-9 肺腺癌，（A）液基细胞学HE染色图（×200）;（B）细胞块 HE染色图（×200）;（C）TTF-1 (SPT24)免疫组织化学染色图（×100）;（D）PD-L1 (22C3)免疫组织化学染色图（×200）; TPS=30%

判读要点：本病例标本中细胞核深染，分化差，上皮细胞巢分布散在。对比 HE染色图，肿瘤细胞具有核大、异型的特点；对照TTF-1 (SPT24)免疫组织化学染色图排除淋巴细胞等成分，并将切片内所有的肿瘤细胞成分纳入PD-L1评估。

7.2.2　鳞状细胞癌 PD–L1 检测结果判读

病例 1　　鳞状细胞癌。在图 7–10 中，（A）为液基细胞学 HE 染色图，（B）为细胞块 HE 染色图，（C）为 p40 免疫组织化学染色图，（D）为 PD–L1 (22C3) 免疫组织化学染色图。TPS=70%。

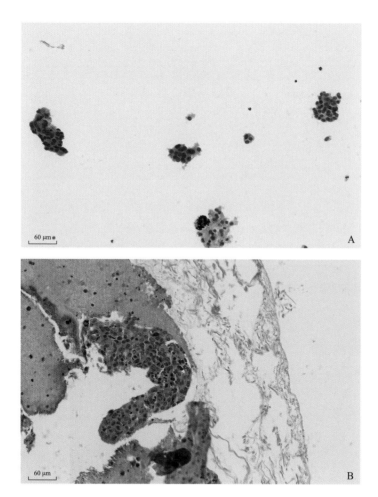

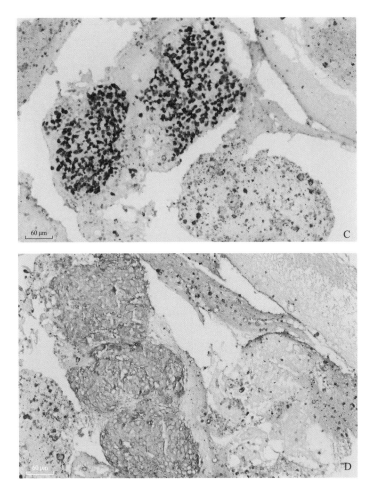

图7-10　鳞状细胞癌,（A）液基细胞学HE染色图（×400）;（B）细胞块HE染色图（×400）;（C）p40免疫组织化学染色图（×400）;（D）PD-L1 (22C3)免疫组织化学染色图（×400）, TPS=70%

　　判读要点：本病例为鳞状细胞癌。在细胞块标本中，应注意鉴别肿瘤细胞与支气管黏膜上皮，虽然两者的形态相似，但肿瘤细胞具有异型性显著、核质比高、角化现象等特点，而支气管黏膜上皮具有纤毛、缺乏异型性等特点。只有PD-L1膜染色的肿瘤细胞才能纳入阳性肿瘤细胞。

病例 2 鳞状细胞癌。在图 7-11 中,(A)为液基细胞学 HE 染色图,(B)为细胞块 HE 染色图,(C)为 CK5/6 免疫组织化学染色图,(D)为 PD–L1 (22C3) 免疫组织化学染色图。TPS=10%。

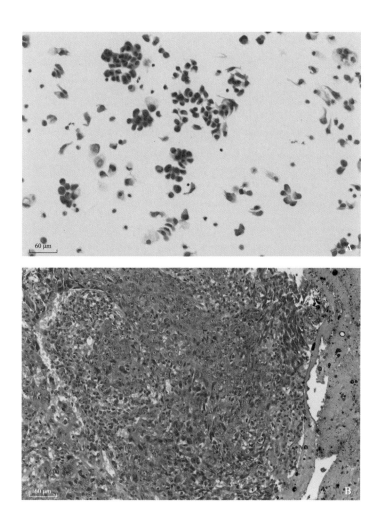

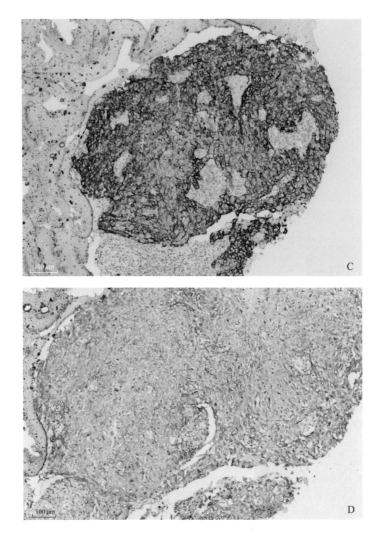

图7-11 鳞状细胞癌,(A)液基细胞学HE染色图(×200);(B)细胞块 HE染色图(×200);(C)CK5/6免疫组织化学染色图(×100);(D)PD-L1 (22C3)免疫组织化学染色图(×200); TPS=10%

判读要点:本病例为鳞状细胞癌,细胞分化差,异型的上皮细胞巢背景内夹杂着淋巴细胞浸润。对照CK5/6免疫组织化学染色图,排除膜染色的淋巴细胞等肿瘤相关免疫细胞。无论染色强弱,可视且明确膜染色的肿瘤细胞均纳入TPS评分。

7.3　双重染色在非小细胞肺癌细胞块标本PD-L1检测中的应用

对细胞块标本进行PD-L1检测结果判读，部分病例的HE染色切片结合TTF-1、p40等免疫组织化学染色片可以定位肿瘤细胞，准确判读PD-L1结果。但在临床实践中，细胞块HE染色切片中常常成分复杂，肿瘤细胞散在分布，无组织学的结构特点。尤其在低分化肿瘤中，即使有免疫组织化学标志物的协助，间皮细胞和巨噬细胞等非肿瘤细胞成分PD-L1的着色对肿瘤细胞PD-L1的判读依然是严重的干扰。因此，我们尝试应用双重染色以提高细胞块PD-L1判读的准确性。

7.3.1　双重免疫组织化学染色在非小细胞肺癌细胞块标本PD-L1检测中的应用

在临床工作中，我们首先尝试应用TTF-1联合PD-L1双重免疫组织化学染色技术在细胞块标本中进行PD-L1检测。该方法采用TTF-1可以清晰地定位肿瘤细胞，提高TTF-1和PD-L1的对比性，排除间皮细胞和巨噬细胞等非肿瘤细胞成分PD-L1染色的干扰，使PD-L1的判读更为直观、准确和一致（图7-12），与文献[32]报道一致。具体使用试剂及操作步骤可参考如下。

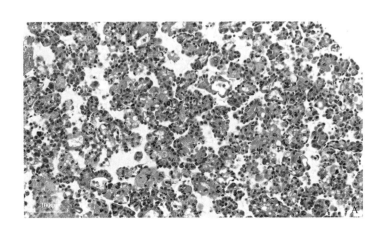

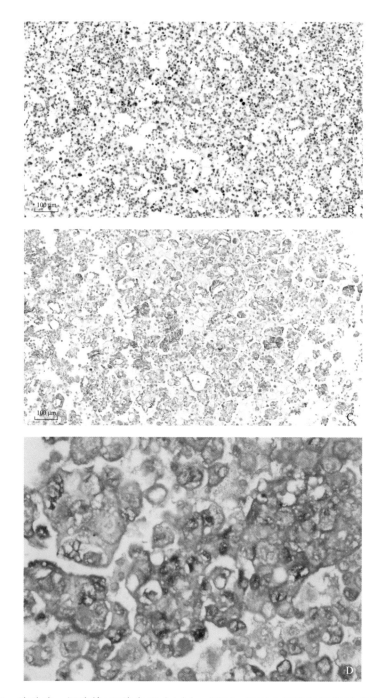

图7-12　肺腺癌，细胞块HE染色图（A）（×200），TTF-1免疫组织化学染色图（B）（×200）和PD-L1 (E1L3N)免疫组织化学染色图（C）（×200）；TTF-1（红色）联合PD-L1 (E1L3N)（棕色）双重免疫组织化学染色图（D）（×400）

7.3.1.1 试验材料

（1）一抗抗体：TTF–1(SPT24)，购自北京中杉金桥生物科技有限公司；D–L1(E1L3N)，购自美国细胞信号技术公司（Cell Singaling Technology）。

（2）二抗双染检测试剂盒：抗小鼠IgG/HRP+抗兔IgG/AP(DS–0003)，北京中杉金桥生物科技有限公司。

7.3.1.2 染色步骤

（1）待检胸腔积液石蜡包埋块切片4～5 μm，贴于黏附载玻片上，60 ℃烘烤1 h。

（2）二甲苯脱蜡，酒精清洗至水化。

（3）pH 6.0抗原修复液修复抗原，高压5 min，自然冷却至室温。

（4）0.3% H_2O_2封闭内源性过氧化物酶。

（5）蒸馏水清洗，PBS润洗。

（6）TTF–1(SPT24)/PD–L1(E1L3N)组合一抗，室温孵育1 h。

（7）PBS润洗，每次5 min，润洗2次。

（8）抗鼠（HRP）抗兔（AP）组合二抗，室温孵育1 h。

（9）PBS润洗，每次5 min，润洗2次。

（10）配制Red–fast显色液，室温孵育10 min。

（11）PBS冲洗，2次。

（12）配制DAB显色液，室温孵育5 min。

（13）PBS冲洗，2次。

（14）苏木精复染，室温3 min。

（15）梯度酒精脱水，晾干。

（16）中性树胶封固。

7.3.2 双重免疫荧光染色在NSCLC细胞块标本PD–L1检测中的应用

双重免疫组织化学染色可以协助我们准确判读部分细胞块标本PD–L1检测结果。有研究[33]表明，同一抗体免疫荧光的染色优于免疫组织化学染色。我们尝试选用TTF–1 (SPT24)鼠源抗体联合PD–L1 (E1L3N)兔源抗体的一抗组合，加以配合不同荧光的二抗，将两种蛋白标记上不同颜色的荧光，增加抗体间的对比度，该方法的改良及在临床工作中的应用使PD-L1的判读更加快捷、准确（见图7-13），具体操作方法和精彩病例展示如下。

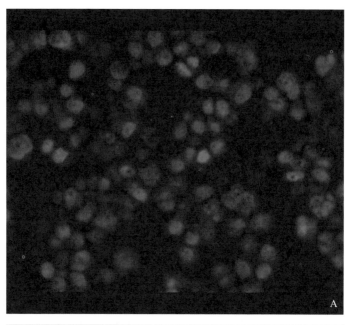

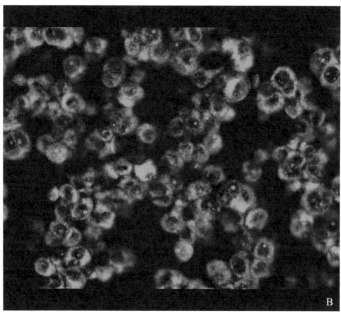

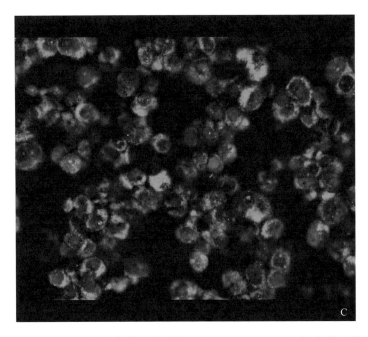

图7-13 TTF-1(SPT24)免疫荧光染色图（A）、PD-L1 (E1L3N)免疫荧光染色图（B）及 TTF-1（红色荧光）联合 PD-L1 (E1L3N)（绿色荧光）双重免疫荧光染色图（C）（×400）

7.3.2.1 试验材料

（1）一抗抗体：TTF-1 (SPT24)，购自北京中杉金桥生物科技有限公司；PD-L1(E1L3N)，购自美国细胞信号技术公司。

（2）荧光二抗：Alexa Fluor®488标记山羊抗兔IgG (H+L)和Alexa Fluor®594标记山羊抗小鼠IgG(H+L)，均购自翌圣生物科技有限公司。

7.3.2.2 染色步骤

（1）待检胸腔积液细胞块切片4～5 μm，贴于黏附载玻片上，60 ℃烘烤1 h。

（2）二甲苯脱蜡，酒精清洗至水化。

（3）pH 6.0抗原修复液修复抗原，高压5 min后自然冷却至室温。

（4）0.3% H₂O₂封闭内源性过氧化物酶。

（5）蒸馏水清洗，PBS润洗。

（6）TTF-1(SPT24)/PD-L1(E1L3N)组合一抗，室温孵育1 h。

（7）PBS润洗，每次5 min，润洗2次。

（8）Alexa Fluor®488标记山羊抗兔IgG (H+L)及Alexa Fluor®594标记山羊抗小鼠IgG (H+L)组合二抗，室温孵育1 h。

（9）PBS润洗，每次5 min，润洗2次。

（10）防荧光淬灭封片剂封片，−20 ℃避光保存。

病例 1 肺腺癌。图7-14所示为该病例的HE染色图（A）、TTF1（SPT24）和PD-L1（E1L3N）免疫组织化学染色图（B、C），以及TT-1联合PD-L1双重免疫荧光染色图（D）。在PD-L1免疫组织化学染色图中，TPS < 50%（低表达）；在PD-L1双重免疫荧光染色图中，TPS=70%（高表达）。

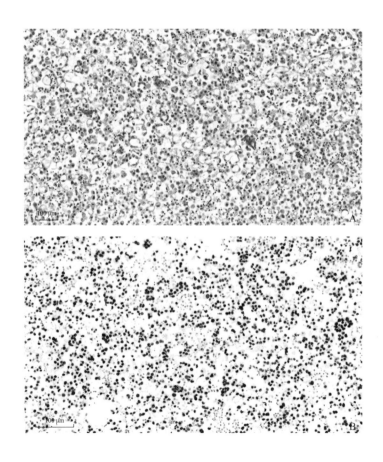

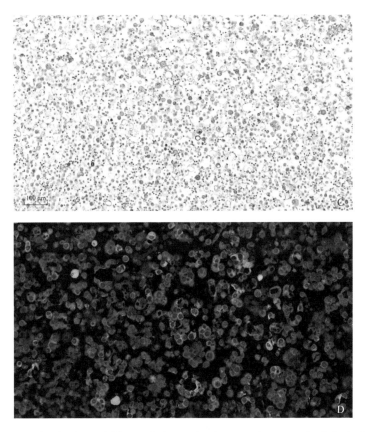

图7-14　肺腺癌，（A）细胞块 HE 染色图，（B）TTF-1 (SPT24)免疫组织化学染色图，（C）PD-L1 (E1L3N) 免疫组织化学染色图和（D）TTF-1（红色荧光）联合 PD-L1 (E1L3N)（绿色荧光）双重免疫荧光染色图（×200）

注：PD–L1 免疫组织化学染色图片中 TPS 为 1%～49%；PD–L1 双重免疫荧光染色图片中 TPS=70%

判读要点：本例为胸腔积液肺腺癌转移细胞块标本。标本中少量肿瘤细胞形成腺泡结构，部分散在分布，其间夹杂较多非肿瘤细胞成分。常规 PD–L1 免疫组织化学染色切片中，散在分布的肿瘤细胞难以定位，导致 PD–L1 检测结果判读困难。双重免疫荧光染色片内，TTF–1 使肿瘤细胞的胞核呈红色荧光，精准定位肿瘤细胞；PD–L1 定位胞膜，两者呈现不同颜色的荧光，对比性强、判读更加直观，提高了细胞块 PD–L1 判读结果的准确性及一致性。

病例 2 肺腺癌。图 7-15 为该病例的 HE 染色图（A）、TTF-1（SPT24）和 PD-L1（E1L3N）免疫组织化学染色图（B、C），以及 TTF-1 联合 PD-L1（E1L3N）双重免疫荧光染色图（D）。在 PD-L1 免疫组织化学染色图中，TPS > 50%（高表达）；在 PD-L1 双重免疫荧光染色图中，TPS=90%（高表达）。

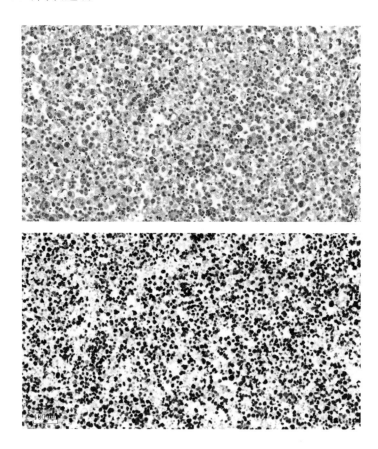

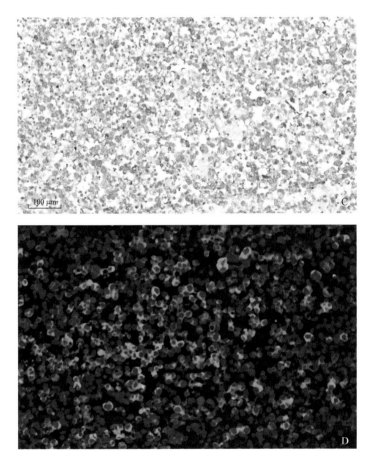

图7-15 肺腺癌，（A）细胞块HE染色图，（B）TTF-1 (SPT24)免疫组织化学染色图，（C）PD-L1 (E1L3N) 免疫组织化学染色图和（D）TTF-1（红色荧光）联合PD-L1 (E1L3N)（绿色荧光）双重免疫荧光染色图（×200）

注：PD-L1 免疫组织化学染色图中 TPS > 50%；PD-L1 双重免疫荧光染色图中 TPS=90%

判读要点：本例为胸腔积液肺腺癌转移细胞块标本，肿瘤细胞丰富，根据常规PD-L1免疫组织化学染色片，TPS评分 > 50%，但是无法精准评估TPS；双重免疫荧光染色切片内，红色荧光的TTF-1和绿色荧光的PD-L1可以准确定位阳性肿瘤细胞，细胞块TPS评分90%。

病例 3 肺腺癌。图 7-16 所示为该病例的 HE 染色图（A）、TTF-1（SPT24）和 PD-L1（E1L3N）免疫组织化学染色图（B、C），以及 TTF1 联合 PD-L1 双重免疫荧光染色图（D）。在 PD-L1 免疫组织化学染色图中，TPS < 50%；在 PD-L1 双重免疫荧光染色图中，TPS=80%（高表达）。

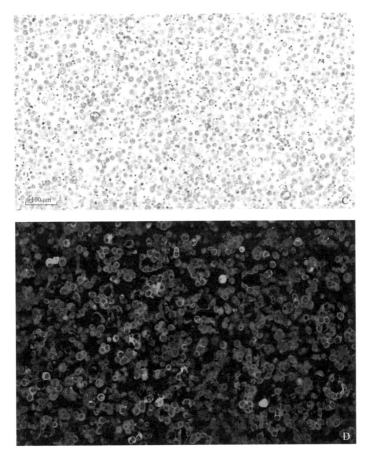

图7-16 肺腺癌，（A）细胞块HE染色图，（B）TTF-1 (SPT24)免疫组织化学染色图，（C）PD-L1 (E1L3N)免疫组织化学染色图和（D）TTF-1（红色荧光）联合PD-L1 (E1L3N)（绿色荧光）双重免疫荧光染色图（×200）

注：PD-L1免疫组织化学片中TPS为1%～49%；PD-L1双重免疫荧光中TPS=80%

判读要点：本例为胸腔积液肺腺癌转移细胞块标本。常规PD-L1免疫组织化学染色片内部分肿瘤细胞染色较弱，易导致PD-L1判读结果的一致性差；双重免疫荧光染色切片中，胞膜呈绿色荧光的肿瘤细胞，无论荧光强弱、部分或完整，均计入阳性肿瘤细胞，纳入TPS评分。双重免疫荧光使阳性肿瘤细胞可视性强，提高PD-L1检测结果判读的一致性。

双重免疫荧光染色技术在细胞块标本PD-L1检测中的应用可以清晰地定位PD-L1阳性肿瘤细胞，有助于其检测结果的判读，提高PD-L1判读结果的准确性和一致性，具有敏感性高、可视性强等优点。在肿瘤细胞免疫组织化学TTF-1、p40呈阴性表达的病例中，双重免疫荧光染色技术检测PD-L1在临床上的应用受到一定的局限性。新技术的不断研发和合理应用，为临床有效、精准地筛选出PD-L1免疫治疗潜在获益患者提供了治疗依据。

参考文献

［1］ Reck M, Rodríguez-Abreu D, Robinson AG, et al. Updated analysis of KEYNOTE−024: Pembrolizumab versus platinum-based chemotherapy for advanced non-small-cell lung cancer with PD−L1 tumor proportion score of 50% or greater［J］. J Clin Oncol, 2019, 37(7): 537−546.

［2］ Howlader N, Forjaz G, Mooradian M J, et al. The effect of advances in lung-cancer treatment on population mortality［J］. N Engl J Med, 2020, 383(7): 640−649.

［3］ Paz-Ares L, Luft A, Vicente D, et al. Pembrolizumab plus chemotherapy for squamous non-small-cell lung cancer［J］. N Engl J Med, 2018, 379(21): 2040−2051.

［4］ Zheng Q, Huang Y, Zeng X, et al. Clinicopathological and molecular characteristics associated with PD−L1 expression in non-small cell lung cancer: a large-scale, multi-center, real-world study in China［J］. J Cancer Res Clin Oncol, 2021, 147(5): 1547−1556.

［5］ In F, Diagnostic V. PD−L1 IHC 22C3 pharmDx. Dako［OL］. 2015. http: //www. dako.com/download.pdf?objectid=128206001.

［6］ Agilent.PD−L1检测试剂盒（免疫组织化学法）判读手册—非鳞状非小细胞肺癌（nsNSCLC）［S］.2020.

［7］ Ventana Medical Systems. VENTANA PD−L1 (SP263) assay staining of non-small cell lung cancer interpretation guide［OL］. 2017. http: //www.ventana.com/documents/PD-L1_SP142-NSCLC-Brochure.pdf.

［8］ Agilent. 抗PD−L1 (SP142) 兔单克隆抗体试剂（免疫组织化学法）非小细胞肺癌判读指南［S］.2021.

［9］ Zhang W, Cao Z, Gao C, et al. High concordance of programmed death-ligand 1 expression with immunohistochemistry detection between antibody clones 22C3 and E1L3N in non-small cell lung cancer biopsy samples ［J］. Transl Cancer Res, 2020, 9(10): 5819−5828.

［10］ Lantuejoul S, Sound-Tsao M, Cooper W A, et al. PD-L1 testing for lung cancer in 2019: perspective from the IASLC Pathology Committee ［J］. J Thorac Oncol, 2020, 15(4): 499−519.

［11］ Hirsch F R, McElhinny A, Stanforth D, et al. PD−L1 immunohistochemistry assays for lung cancer: results from phase 1 of the blueprint PD−L1 IHC assay comparison project ［J］. J Thorac Oncol, 2017, 12(2): 208−222.

［12］ Tsao M S, Kerr K M, Kockx M, et al. PD−L1 immunohistochemistry comparability study in real-life clinical samples: results of blueprint phase 2 project ［J］. J Thorac Oncol, 2018, 13(9): 1302−1311.

［13］ 中国抗癌协会肿瘤病理专业委员会肺癌学组，中国抗癌协会肺癌专业委员会，PD−L1检测共识专家组.非小细胞肺癌PD−L1免疫组织化学检测规范中国专家共识［J］.中国肺癌杂志，2020，23（9）：733−740.

［14］ 中国抗癌协会肿瘤病理专业委员会，中国临床肿瘤学会肿瘤病理专家委员会中国临床肿瘤学会非小细胞肺癌专家委员会.中国非小细胞肺癌PD−L1表达检测临床病理专家共识［J］.中华肿瘤杂志，2020，42（7）：513−521.

［15］ Vigliar E, Iaccarino A, Campione S, et al. PD-L1 expression in cell-blocks of non-small cell lung cancer: the impact of prolonged fixation ［J］. Diagn Cytopathol, 2020, 48(7): 595−603.

［16］ Kawachi H, Fujimoto D, Yamashita D, et al. Association between formalin fixation time and programmed cell death ligand 1 expression in patients with non-small cell lung cancer ［J］. Anticancer Res, 2019, 39(5): 2561−2567.

［17］ Shen X, Wang Y, Jin Y, et al. PD−L1 expression in non-small cell lung cancer: Heterogeneity by pathologic types, tissue sampling and metastasis ［J］. J Thorac Dis, 2021, 13(7): 4360−4370.

［18］ Kim S W, Roh J, Park C S. Immunohistochemistry for pathologists: protocols, pitfalls, and tips ［J］. J Pathol Transl Med, 2016, 50(6): 411−418.

［19］ Jacobs T W, Prioleau J E, Stillman I E, et al. Loss of tumor marker-immunostaining intensity on stored paraffin slides of breast cancer ［J］. J Natl Cancer Inst, 1996, 88(15): 1054−1059.

［20］ Prioleau J, Schnitt S J. p53 antigen loss in stored paraffin slides ［J］. N Engl J Med,

1995, 332(22): 1521-1522.

[21] Xie R, Chung J Y, Ylaya K, et al. Factors influencing the degradation of archival formalin-fixed paraffin-embedded tissue sections［J］. J Histochem Cytochem, 2011, 59(4): 356-365.

[22] Wang C C, Huang K T, Chang H C, et al. Comprehensive analysis of PD-L1 in non-small cell lung cancer with emphasis on survival benefit, impact of driver mutation and histological types, and archival tissue［J］. Thoracic Cancer, 2022, 13(1): 38-47.

[23] Jin Y, Shen X, Pan Y, et al. Correlation between PD-L1 expression and clinicopathological characteristics of non-small cell lung cancer: A real-world study of a large Chinese cohort［J］. J Thorac Dis, 2019, 11(11): 4591-4601.

[24] Tsao M S, Kerr K M, Dacic S, et al. IASLC atlas of PD-L1 immunohistochemistry testing in lung cancer［J］. J Thorac Oncol, 2018, 13(4): vi.

[25] Herbst R S, Baas P, Perez-Gracia J L, et al. Use of archival versus newly collected tumor samples for assessing PD-L1 expression and overall survival: an updated analysis of keynote-010 trial［J］. Ann Oncol, 2019, 30(2): 281-289.

[26] Polioudaki H, Chantziou A, Kalyvianaki K, et al. Nuclear localization of PD-L1: artifact or reality［J］. Cell Oncol (Dordr), 2019, 42(2): 237-242.

[27] da Cunha Santos G, Saieg M A. Preanalytic specimen triage: smears, cell blocks, cytospin preparations, transport media, and cytobanking［J］. Cancer Cytopathol, 2017, 125: 455-464.

[28] Heymann J J, Bulman W A, Swinarski D, et al. PD-L1 expression in non-small cell lung carcinoma: Comparison among cytology, small biopsy, and surgical resection specimens［J］. Cancer Cytopathol, 2017, 125(12): 896-907.

[29] Lozano M D, Abengozar-Muela M, Echeveste J I, et al. Programmed death-ligand 1 expression on direct Pap-stained cytology smears from non-small cell lung cancer: Comparison with cell blocks and surgical resection specimens［J］. Cancer Cytopathol, 2019, 127(7): 470-480.

[30] Cheung C C, Banerjee D, Barnes P J, et al. Canadian association of pathologists-association Canadienne des Pathologistes national standards committee for high complexity testing/Immunohistochemistry guidelines for the preparation, release, and storage of unstained archived diagnostic tissue sections for immunohistochemistry［J］. Am J Clin Pathol, 2014, 142(5): 629-633.

[31] Dong Z, Liu Y, Jiang T, et al. Cell block as a surrogate for programmed death-ligand 1

staining testing in patients of non-small cell lung cancer［J］. J Cancer, 2020, 11(3): 551–558.

[32] Lin Y Y, Lin LY, Hang J F, et al. Programmed death-ligand 1 (PD–L1)/thyroid transcription factor–1 double immunohistochemical staining facilitates scoring of tumor PD-L1 expression in cytopathology specimens from lung adenocarcinoma patients［J］. Cancer Cytopathol, 2021, 129(2): 148–155.

[33] 孙文佳，周建娅，周建英.多色标记免疫组织化学染色和免疫荧光染色在肺癌免疫治疗中的研究进展［J］.中国肺癌杂志，2021，24（1）：36-42.

后 记

▼

  随着PD-L1/PD-L1免疫检查点抑制剂获批，免疫治疗药物的出现重塑了肺癌治疗新格局，为了临床能有效、精准地筛选出PD-L1免疫治疗潜在获益患者，强化病理科医生PD-L1的判读能力势在必行。本图谱在详细讲解PD-L1判读应注意的若干问题基础上，提供了大量珍贵的组织学图片，为病理科同仁解惑了临床病理工作中判读PD-L1时遇到的各种问题，并提供分析思路，层次分明，重点突出，结构完整，是临床病理科医生及病理学研究生参考学习的有用工具书。在编写过程中我们力求完美，但由于医学知识的不断更新，书中疏漏之处诚盼广大读者指正及交流沟通。